# 鍾南山談健康

# 鍾南山談健康

鍾南山　著

中 香港中和出版有限公司
www.hkopenpage.com

# 出版人語

　　抗擊 SARS 後，雖然工作頗為繁忙，鍾南山院士仍心憂國人身心健康，曾向國家有關領導人和部門提出「青少年『高身材，低體質』令人擔憂」等問題，並多次在全國「兩會」上對社會關注的醫療改革提出議案。2020 年，當新型冠狀病毒肺炎疫情再次肆虐時，84 歲耄耋之年的鍾南山院士與科學家們、一線醫務工作者全力奮鬥在抗疫一線。他也是一位熱心的健康理念傳播者，多次應各級政府部門和企事業單位邀請，作《最好的醫生是你自己——我的健康我做主》專題健康講座。所到之處，聽者眾多，反響強烈。鍾院士從自身健康出發，從科學角度出發，暢談生活在一個急劇變化、激烈競爭時代人們的健康、亞健康，影響人類健康的決定性因素和人類的健康基石等問題。

　　鍾院士在報告中提出了許多健康新理念，比如「健康就像一顆空心玻璃球，一旦掉到地上就會粉碎，就一切化為烏有；工作如同一個皮球，掉下去後還能再彈起來」，「生命有限，健康無價」，「健康是條單行線，只能進不能

退」,「人, 應該學會關愛自身健康」,「早防早治, 輕傷要下火線」,「20 年前的生活方式決定 20 年後的身體狀況」, 等等, 並提出了一些操作性比較強的自我保健和自我檢查方法。

鍾院士總結了健康的五大基石——心理平衡、合理膳食、戒煙限酒、適當運動、早防早治。他尤為關注早防早治問題, 鍾院士舉證:在中國, 排名前十的疾病, 像腫瘤、高血壓、糖尿病、冠心病、慢性阻塞性肺疾病等, 一般都是先出現一些小的指標異常, 往往是經過五年、十年, 甚至十五年後才慢慢發展成為心肌梗塞、腦血管意外等致命的問題。很多中青年人以為自己年輕, 身體好, 通常身體出現異常狀況的時候都不太重視, 不理會, 死扛硬撐, 到了問題嚴重的時候才去醫院, 結果造成無法挽回的損失, 甚至付出生命的代價。

鍾院士認為:早防早治是小投入大回報。一般對健康比較重視的人都是年紀比較大的人, 如果把時間前移二三十年, 在身體好的時候就重視防治, 可以做到以最小的投入取得最大的回報。他介紹在臨床工作中開展健康教育活動, 為住院治療的哮喘病患者提供自我管理信息, 幫助病友學會自我管理技術, 結果使哮喘病復發率減少了 75%, 住院時間減少了 54%, 大大減輕了患者的經濟負擔和心理負擔。

鍾院士強調，在人群中最不健康的 1% 和患慢性病的 19% 人口共用了 70% 的醫療衛生費用，健康的 70% 人口只用了 10% 的醫療衛生費用。

　　我們不能保證自己永遠健康，每個人都有機會成為最不健康的 1% 或患慢性病的 19%，但要有「我的健康我做主」的理念，定期檢查，做到早發現、早診斷、早治療，把疾病控制在萌芽期。如此防患於未然，不但可以大幅度地減少患病機會，減少個體的痛苦，甚至可以有效地延長國民的平均健康壽命，還可以節約大量的國家資源。所以說，鍾院士積極投入預防醫學、倡導科學的健康觀念，乃是一件利國利民、少花錢多辦事，甚至不花錢也能辦事的極有意義的事業。

　　本書是根據鍾南山院士幾個主要健康報告編寫而成的一部內容深入淺出的健康讀本。

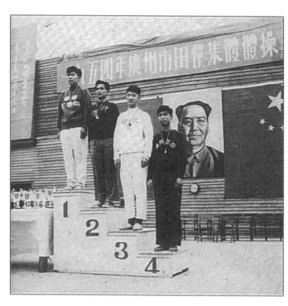

1954年，鍾南山在廣州市田徑比賽中獲得第四名

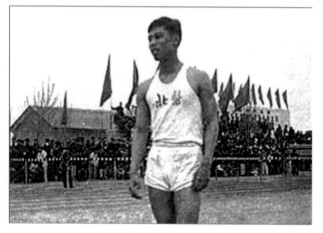

1960年，鍾南山在北京醫學院讀大學時的賽場風姿

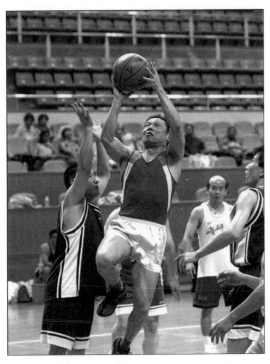

鍾南山突破上籃（2003 年抗擊 SARS 後）

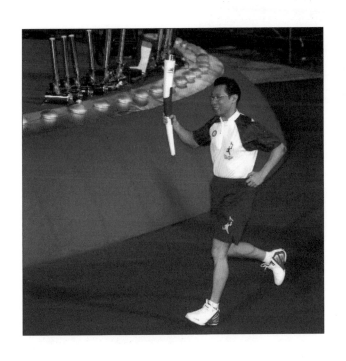

2006 年 10 月 25 日，
多哈亞運會火炬傳遞
至廣州，鍾南山是最
後一棒火炬傳遞手

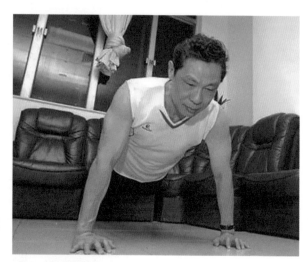

2009 年，73 歲的鍾南山在家
裡做俯臥撐

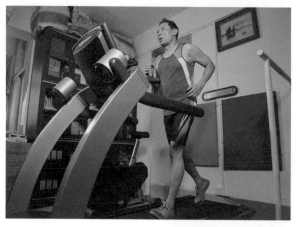

2018 年，82 歲的鍾南山在
十多平方米的家庭健身房裡
跑步鍛煉

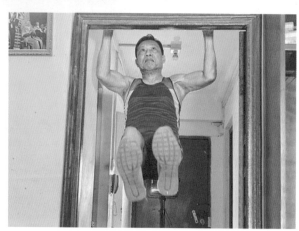

2018 年，82 歲的鍾南山在
家裡做引體向上訓練

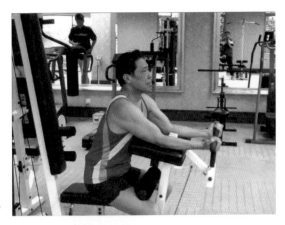

鍾南山在健身房健身

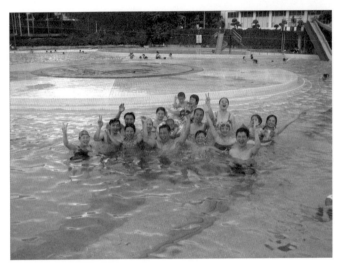

鍾南山與同事一起暢游

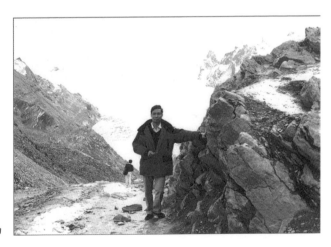

鍾南山登山

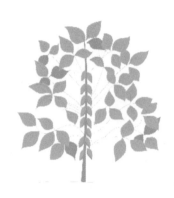

# 目　錄
Contents

## 上編　關於健康

「有了健康並不等於有了一切，但沒有健康就等於沒有一切。」

我們生活在一個急劇變化、激烈競爭的時代，這個時代為奮鬥者提供了廣闊的天地。我們都在拚搏，在爭取更多的成績，在不斷地挑戰人生的高度，同時也一次又一次地挑戰我們身體的極限。不幸的是，有的人從健康「銀行」裡「預支」過多，以致疾病纏身，有的人甚至因過度勞累，早早地離開了這個世界。

# 中編　健康由健康的生活方式決定

　　在影響人類健康的決定性因素中，遺傳、社會環境、自然環境等因素都不是我們所能夠左右的，唯有生活方式，我們可以自己選擇它、控制它和改變它。因此，我們應該記住，最好的醫生是自己——我的健康我做主。

# 下編　健康的五大基石

生命有限，健康無價。健康是條單行線，只能進不能退。人應該學會關愛自身健康，提高自我保健意識。84 歲的年齡，40 歲的身體，30 歲的心態，並不是神話。

## 心理平衡

一切不利的影響因素中，最能使人短命夭亡的莫過於不良的情緒和惡劣的心境，如憂慮、懼怕、貪求、怯懦、嫉妒和憎恨等。

——胡天蘭德

## 合理膳食

　　早飯要吃飽（30%），午飯要吃好（40%），晚飯要吃少（30%）。「若要身體安，三分飢和寒。」飲食「多樣化」，多吃各種顏色的青菜、水果，多吃白肉，限制高脂肪尤其是動物性脂肪食物，限制酒精的攝入量。

## 戒煙限酒

吸煙可以導致 40 多種致命疾病，包括口腔癌、食道癌、喉癌、肺癌、胃癌等，幾乎所有的人體組織、器官或系統均可受到吸煙的危害。據了解，全世界每年死於與吸煙有關疾病的人數高達 300 萬人，相當於每 10 秒鍾就有 1 人死亡。專家預計這一數字在 2020 年將上升到 1000 萬人。

## 適當運動

甚麼時候，你把體質鍛煉和功能鍛煉看成跟吃飯、工作、睡覺一樣，是生活中不可或缺的重要組成部分，那麼，你的精神境界將會達到一個新的高度。

## 早防早治

　　人的健康如堤壩保養，當最初發現有滲漏時，只需很少力量便可堵塞漏洞；如果不加理會，待要崩堤時才作補救，則縱使花費更多的人力物力，亦未必能挽回。

# 關於健康

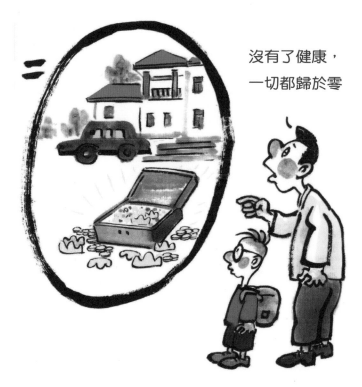

沒有了健康，
一切都歸於零

「有了健康並不等於有了一切，但沒有健康就等於沒有一切。」

我們生活在一個急劇變化、激烈競爭的時代，這個時代為奮鬥者提供了廣闊的天地。我們都在拚搏，在爭取更多的成績，在不斷地挑戰人生的高度，同時也一次又一次地挑戰我們身體的極限。不幸的是，有的人從健康「銀行」裡「預支」過多，以致疾病纏身，有的人甚至因過度勞累，早早地離開了這個世界。

21 世紀是長壽世紀。美國學者提出，到 2080 年全球人口平均年齡可達到 97 歲，女性平均年齡達到 100 歲。在 1999 年的國際老年節上，聯合國前秘書長安南曾向全世界宣稱「人人都能享受 100 年」。我國民間也有「百歲笑嘻嘻，九十不稀奇，八十多來兮，七十小弟弟，六十搖籃裡」的順口溜。六十歲才活了一半，還要重新挑戰人生。由此看來，「人生七十古來稀」這句老話要進博物館了。長壽的基礎是甚麼？是健康。只有健康才能長壽。著名健康教育專家洪昭光有句話讓我印象深刻：「健康快樂 100 歲，天天都有好心情，60 歲以前沒有病，健健康康地退休，80 歲以前不衰老，輕輕鬆鬆 100 歲，自己少受罪，兒女少受累，節省醫藥費，造福全社會。」我相信大家的願望和我一樣，就是身體健康，愉快地享受生活，可以做自己想做的事。每個人在世上會擁有或多或少的財富，我認為健康應該是我們首先所擁有的第一筆財富，也是最珍貴的財富。因為失去了這種財富，其他所有的財富都沒有依附存在的基礎。居里夫人曾經說過，科學的基礎是健康的身體，一個忽視健康的人，就等於拿自己的生命開玩笑。

## 有健康才有將來

「有時候死亡並不是甚麼悲哀的事情，至少能永久地休息了……」如果有人這樣與你交流對生死的看法，你能猜出他的職業麼？這是一位 IT 企業的員工在愛立信（中國）通信有限公司前總裁楊邁逝世後留在網絡論壇上的感言，這並不完全是牢騷和抱怨，也絕對不是逃避，而是一種發自內心最真實的想法。2004

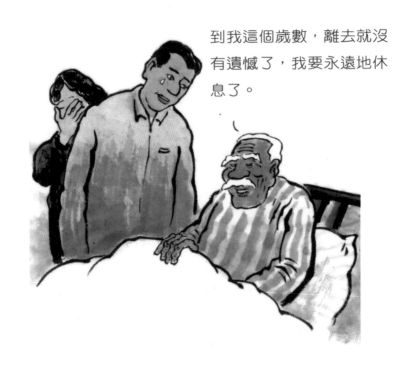

到我這個歲數，離去就沒有遺憾了，我要永遠地休息了。

年 4 月 8 日傍晚，楊邁來到了健身房。他有健身的習慣，但因為前段時間出差去上海，一直忙於工作上的事，數次推遲了固定的健身計劃。然而他沒有想到，這一次讓他付出了生命的代價。連日超負荷的高強度工作，他的心臟已不能承受劇烈的運動，在跑步機上跑步的時候，楊邁的心臟突然停止了跳動，這個「所有時間都用來工作」的瑞典男人毫無徵兆地轟然栽倒在跑步機上，年僅 54 歲。

　　我們再來看看國際知名通信公司技術工程師小張的生活：每天工作時間從早上 9:00 到次日凌晨 2:00，中間僅有兩個小時休息，包括吃飯和上下班途中，下班回家後有時還要繼續工作。小張感覺身體狀況十分不好，又沒有時間鍛煉。但沒有辦法，因為無論是公司還是自己，壓力都很大，公司面臨激烈的競爭，員

工面臨嚴格的考核，如果不努力，隨時都有被淘汰的可能。所以小張的精神始終處於緊張狀態。對於楊邁之死，小張沒有太多的想法，他認為既然自己選擇了這份工作，就應該預料到這樣的結果。現在是一個競爭的時代，工作不拚命，就會被人取代，不敢有懈怠。自己還年輕，身體還扛得住。

我注意到網上對於楊邁之死的看法，很多人在惋惜、哀歎，對這樣的現狀表示不滿，但是又流露出無奈，並沒有改變這種現狀的考慮。大家都認為只有積極工作才是合格員工的表現，默認了為公司超時勞動的行為。

我們生活在一個急劇變化、激烈競爭的時代，這個時代為奮鬥者提供了廣闊的天地。為了生活，為了發展，我們都在拚搏，在爭取更多的成績，不斷地挑戰人生的高度，這種積極進取的價值觀值得提倡。但我不贊成為了工作一次又一次地挑戰身體的極限，這種做法很危險。有的人從健康「銀行」裡「預支」過多，以致疾病纏身，有的人甚至因過度勞累，早早地離開了這個世界。這是悲劇，要避免它的發生，不要過度透支健康。我希望大家盡早認識到這一點，盡量加強自我保健，用心照料自己的身體，讓自己有一個健康的身心，然後在這座「青山」上栽種「財富」的幼苗，播下「事業」的種子，再盡心盡力地耕耘、澆灌，最後收穫成功的人生。

## 一場急病給我敲響了警鐘

我相信一句古話：「禍兮福之所倚，福兮禍之所伏。」這句

話的意思，就是要我們學會辯證地看待人生的挫折。

　　我對此深有體會。一直以來，我都認為自己的身體很棒。在 2003 年抗擊 SARS 的時候，我們收治了很多重症病人，這又是一種新發疾病，在治療上沒有先例可循。為了找到有效的方法，我們的工作幾乎不分晝夜，當時感覺到自己的身體有些透支了。但特殊時期，我並沒有太在意。後來 SARS 被控制住了，按理該休整一下，但我認為自己「底子好」，並沒有停下來，工作仍然照舊。2004 年 8 月 23 日，我剛從北京出差回來。在北京的幾天，由於主持會議，準備發言，找人談話，每晚都到凌晨一兩點才睡。回到廣州，本來已經很累，但第二天有幾個學生約我進行羽毛球比賽，我去了，接連打了兩場，都贏了。這些學生不服氣，非要和我多打一場，雖然打下來了，但覺得身體受不了，筋疲力盡。24 日凌晨，我在睡夢中突然覺得心臟不舒服，胸悶，有點呼吸困難，到了天亮我才去醫院。經過緊急檢查，原來是心臟發生了小面積的心肌梗死，幸虧發現得早，我接受了心臟支架手術，很快就康復了。

　　這次生病給我的自信心很大的打擊，我的心情非常低落，情緒很悲觀，覺得自己的身體大不如以前了。有一天，我在散步的時候，在上海工作的表哥給我打來了電話。他第一句話就說：「祝賀你！很幸運。」我當時一聽有點不高興，我這麼倒霉，還有甚麼好祝賀的呢？沒想到表哥接着說：「之所以祝賀你，第一，是因為你這個病沒有發生在出差途中特別是在國外，可以很及時地到醫院就診。第二，梗死的只是很小一段血管，不是重要部位。第三，這件事正好給你一個警告：要注意身體了！」

表哥的一席話讓我的心情豁然開朗。是啊，如果不是這次小小的意外給我敲響了警鐘，我可能還會像以前那樣喜歡吃煎炸油膩的東西，喜歡吃肉，不喜歡吃菜，工作起來忘記休息⋯⋯如果一直這樣下去的話，我可能一下子就完了。但現在，很多生活上的壞習慣我都改正了，這件壞事不正可以變成好事嗎？

## 健康的定義

　　健康很重要，可甚麼是健康？這個問題有點像《紅樓夢》的觀後感，可能每個人都有自己的看法。有人認為，不生病就是健康；有人認為，身體的各項功能正常就是健康；還有人戲謔說：吃光花光，身體健康！也有人認為，人健康的五個條件是「吃得快，走得快，便得快，說得快，睡得快」，就是說一個人食慾好，肌肉功能好，消化能力好，神經系統好，思維敏捷，能迅速準確地理解並回答對方談話的內容和提示的問題，即基本上反映他的身體是健康的。一些詞典對健康的解釋是：「身體各組織生理機能正常，沒有病。」以上這些說法都有一定的道理，但都不全面。現代醫學經過全面研究和長期的觀察總結，認為一個人的健康不僅是沒有病，也不僅指人的解剖和生理功能正常，還應該包括：健康的個性和人格、正常的心理、完整的社會適應能力和良好的人際關係。這是很有道理的，我們很難設想一個人雖然不生病，但一天到晚鬱鬱寡歡，會是一個健康的人；也很難設想，一個人生理功能雖然正常，但和周圍的人格格不入，總給別人和自己帶來不愉快，會是一個健康的、健全的人。看來要想達到真正的健

康，並不是一件容易的事，不僅要具備一定的醫學衛生知識，鍛鍊出強健的體魄，還應陶冶情操，培養良好的個性與人格，進行社會適應能力和人際關係的訓練。這些都做到了，才是真正健康的人。

在眾多關於健康的論述中，我認為世界衛生組織（WHO）為健康下的定義比較權威和全面：

1．有足夠充沛的精力，能從容不迫地應付日常生活和工作的壓力而不感到過分緊張。

2．處事樂觀，態度積極，樂於承擔責任，事無巨細不挑剔。

3．善於休息，睡眠良好。

4．應變能力強，能適應外界環境的各種變化。

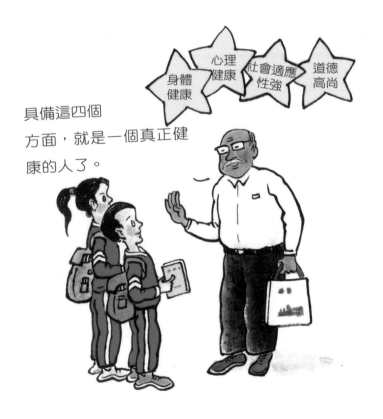

具備這四個方面，就是一個真正健康的人了。

身體健康　心理健康　社會適應性強　道德高尚

5・能夠抵抗一般性感冒和傳染病。

6・體重適當，身體勻稱，站立時，頭、肩、臀位置協調。

7・眼睛明亮，反應敏銳，眼瞼不易發炎。

8・牙齒清潔，無蛀洞，無痛感，齒齦顏色正常，無出血現象。

9・頭髮有光澤，無頭屑。

10・肌肉皮膚富有彈性。

概括起來，世界衛生組織提出人的健康標準分為四個方面：

第一，身體健康；

第二，心理健康；

第三，社會適應性強；

第四，道德高尚。

## 認識亞健康

我在臨床工作中，經常碰到這樣的患者，他們覺得自己的身體容易疲勞、注意力不集中、記憶力下降、情緒低落，以為得了甚麼病，趕緊上醫院，可是檢查的各項化驗結果卻顯示無異常。他們很不理解，為甚麼明明身體不舒服，卻又查不到原因？其實，這些症狀就是人們常說的亞健康。

世界衛生組織給健康的定義是軀體、精神以及社會交往方面的完美狀態，而不僅是身體強壯或沒有疾病。當這種完美狀態發生失調，並且持續發展，就進入「亞健康」狀態。亞健康反映人在身體、心理和社會環境等方面的不適應，是一種介於健康

與疾病之間的臨界狀態。通俗地講，就是我們自己往往感覺難受，但到醫院檢查卻發現不了甚麼問題。國內外的研究表明，現代社會符合健康標準者僅佔人群總數的 15% 左右。有趣的是，人群中已被確診為患病，屬於不健康狀態的也佔 15% 左右。如果把健康和疾病看作是生命過程兩端的話，那麼它就像一個「兩頭尖、中間凸」的橄欖，中間凸出的一大塊，正是處於健康與疾病兩者之間的過渡狀態──亞健康。我還想指出的是，至少超過 10% 的人介於潛臨床和疾病之間，可稱作「前臨床狀態」，指已經有了病變，但症狀還不明顯或還沒引起足夠重視，或未明確診斷，或即便醫生做了檢查，然而一時尚未查出。嚴格地說，這一類已不屬於亞健康，而是有病的不健康狀態，只是有待於明確診

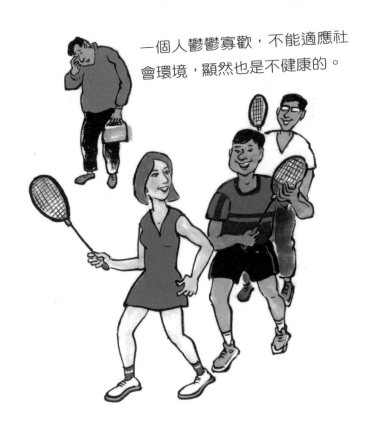

一個人鬱鬱寡歡，不能適應社會環境，顯然也是不健康的。

斷而已。因此，扣除這部分有病的不健康人群，也有不少研究者認為亞健康者約佔人口的 60%。許多處於亞健康狀態的人，以為自己是健康人，實際上在面對同樣的工作和生活壓力時，他們卻不能像健康人那樣輕鬆地承受。因此，正確地認識亞健康狀態以及亞健康狀態形成的因素，是預防和治療亞健康狀態的前奏。

亞健康狀態的形成與許多因素有關，我們可通過狀態症狀來判斷：

1. 精神緊張，焦慮不安。
2. 孤獨自卑，憂鬱苦悶。
3. 注意分散，思考膚淺。
4. 容易激動，無事自煩。
5. 記憶閉塞，熟人忘名。
6. 興趣變淡，慾望驟減。
7. 懶於交往，情緒低落。
8. 易感疲勞，眼易疲倦。
9. 精力下降，動作遲緩。
10. 頭昏腦漲，不易復原。
11. 久站頭暈，眼花目眩。
12. 肢體鬆軟，力不從心。
13. 體重減輕，體虛力單。
14. 不易入眠，多夢易醒。
15. 晨不願起，晝常打盹。
16. 局部麻木，手腳易冷。
17. 掌腋多汗，舌燥口乾。

18. 自感低燒，夜常盜汗。

19. 腰酸背痛，此起彼伏。

20. 舌生白苔，口臭自生。

21. 口舌潰瘍，反覆發生。

22. 味覺不靈，食慾不振。

23. 反酸噯氣，消化不良。

24. 便稀便秘，腹部飽脹。

25. 易患感冒，唇起皰疹。

26. 鼻塞流涕，咽喉腫痛。

27. 憋氣氣急，呼吸緊迫。

28. 胸痛胸悶，心區壓感。

29. 心悸心慌，心律不齊。

30. 耳鳴耳背，易暈車船。

……

我要提醒的是，當你在日常生活中感覺身體不舒服——累，心裡不安寧——煩，行為不恰當——躁，情感不如意——灰，如果經常性有這些症狀，你要當心，可能自己處在亞健康狀態中。

## 多數白領處於亞健康狀態

我國的亞健康人群數量很大，尤其集中在「高學歷、高收入、高壓力」的白領或金領人士，其快速增長趨勢已經超過歐美發達國家。我收集了一些統計數據，有助於大家直觀感受亞健康的嚴重情況。

2002 年中國保健科技學會在全國 14 個省（直轄市）統計亞健康比例：

| | |
|---|---|
| 四川　61.90% | 福建　70% |
| 河南　62.83% | 江蘇　70.83% |
| 陝西　64.99% | 山東　71.23% |
| 重慶　65.78% | 天津　73.01% |
| 河北　65.98% | 上海　73.48% |
| 湖南　67.99% | 廣東　73.77% |
| 遼寧　68.99% | 北京　75.31% |

北京某健康體檢中心為 12 萬名白領階層人士進行體檢的結果（2004 年 10 月）如下：

### 白領階層人士體檢結果表

| 體檢項目 | 佔有率 |
|---|---|
| 異常項目 | 89% |
| 高血脂 | 27.89% |
| 脂肪肝 | 26.61% |
| 高血壓 | 14.47% |
| 糖尿病 | 5.88% |
| 心電圖異常 | 9.43% |
| 婦科病 | 12.35% |
| 腫瘤 | 50 人 /10 萬 |
| 慢性疲勞綜合徵 | 35.23% |
| 亞健康狀態 | 69.53% |

中國企業家健康狀況調查如下：

中國企業家健康狀況調查

| 身體狀況 | 佔有率 |
|---|---|
| 腸胃消化道疾病 | 30.77% |
| 高血糖，高血壓，高血脂 | 23.08% |
| 吸煙和飲酒過量 | 21.15% |
| 慢性疲勞 | 90.6% |
| 記憶力下降 | 28.3% |
| 失眠 | 26.4% |

　　通過上面的數據，可以看到大多「三高」的白領人士或企業家處於亞健康狀態。我們也發現，比例最高，也就是處於亞健康狀態人數最多的是北京，其次是廣州、上海。而這三個地方，恰恰是我國經濟發達地區，同時也是工作節奏快、競爭壓力大的地區。

　　教育戰線上的亞健康狀況也不容樂觀。據統計，我國高校教師的亞健康發生率為 69.18%，其中 30～40 歲教師的發生率最高，達到了 79.17%。另外，女性重度亞健康的發生率明顯高於男性，其主要危險因素包括工作壓力、心理因素和不良行為習慣等。中度亞健康的教師比例佔調查人數的 44.21%，有 36.84% 的人認為自己處於亞健康狀態。調查還顯示，教師中的亞健康比例高於行政和其他人員，並有向職業疾病發展的趨向。例如，70.29% 的教師有不同程度的咽喉痛，80.15% 的教師感到頸部酸痛，79.23% 的教師感到腰背酸痛和下肢麻木、脹痛等。疲勞是大學教師普遍感到的一種症狀，這也是亞健康狀態的典型症狀。我是一名教育戰線上的老兵，看到這個數據感到很難受。

# 中國「亞健康」人群比例已達 70%

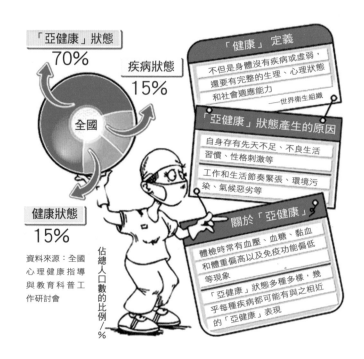

「亞健康」狀態
70%

疾病狀態
15%

全國

健康狀態
15%

資料來源：全國
心理健康指導
與教育科普工
作研討會

佔總人口數的比例／%

「健康」定義

不但是身體沒有疾病或虛弱，
還要有完整的生理、心理狀態
和社會適應能力
——世界衛生組織

「亞健康」狀態產生的原因

自身存有先天不足、不良生活
習慣、性格刺激等

工作和生活節奏緊張、環境污
染、氣候惡劣等

關於「亞健康」

體檢時常有血壓、血糖、黏血
和體重偏高以及免疫功能偏低
等現象

「亞健康」狀態多種多樣，幾
乎每種疾病都可能有與之相近
的「亞健康」表現

## 人有三種年齡

三國時代，曹操就認識到「我命在我不在天」。在科技飛速發展的今天，已有可能真正實現這句話了。讓我們擺脫年齡的羈絆，走出年齡的誤區，把延緩衰老的主動權掌握在自己手裡。我今年 84 歲了，但很多第一次見到我的人總是不相信我的真實年

齡，都問：「您有那麼老嗎？」他們看我怎麼也不像這個歲數的人。對於這一點，我很自豪，我是 84 歲的年齡，40 歲的身體，30 歲的心態。這裡，涉及人的三種年齡問題。

人的三種年齡指的是自然年齡、生理年齡和心理年齡。自然年齡，就是我們的實際年齡，例如我今年 84 歲。生理年齡，指人的生命自然演化的過程，身體功能、形態等表現出來的年齡。有的人實際年齡是中年，但會出現全面衰老的跡象，頭髮白了，滿臉皺紋，體弱多病，看上去就像是六七十歲的人，那麼可以理解為他的生理年齡有六七十歲了。有的人年過半百，紅光滿面，青春依舊，就是因為他的生理年齡比實際年齡小。還有心理年齡，它是根據人的心理老化程度來確定的，也就是看一個人有沒有健康的心態。實際年齡相同的人，生理年齡和心理年齡可能會有很大的差異。一個人有好的心態，反過來會改善他的生理年齡。有的人雖已垂暮之年，仍雄心未泯，志在千里，曹操就賦詩「老驥伏櫪，志在千里；烈士暮年，壯心不已」。心理年齡不受時間的支配，鄧小平同志年屆八十，而心態充滿活力，南方談話時提出「發展才是硬道理」，揚起了我國改革開放的大帆。許多科學家兩鬢斑白，但在科學研究的征途中，仍保持着旺盛的精力和孩子般的好奇心。而有些年輕人情緒頹廢，揚不起生活的風帆，心理衰老，但若更新觀念，重振雄心，他（她）的心理年齡會變得年輕。運動是保持生理年齡「年輕」的有效方式。我注意到兒科醫生一般都很長壽。為甚麼？就是因為他們整天跟孩子在一起，心態好。像北京兒童醫院的胡亞美院士快九十歲的時候，你跟她聊起來，她講話啊，性格啊，就像小孩一樣，她最得意的是

別人叫她的綽號「胡小跑」，因為胡院士走路非常輕快，當然顯得年輕了。有些專家的研究表明，一個人若有好的生活細節，那麼他將擁有比自己自然年齡年輕很多的生理年齡。

我相信很多人曾深深感歎過自己「未老先衰」的狀況。這其實是生理年齡老化的緣故。生理年齡是一個比較新穎的課題，大家可能會比較在意自己的心理年齡，但是對生理年齡並不清楚，或者單純地認為是自然年齡，實際上這是不科學的。如何保持一個年輕的生理年齡？不同的試驗表明，人們的信仰和期望會影響到身體。我看過一份實驗報告，對一組 70 歲以上的老人進行

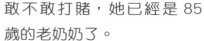

敢不敢打賭，她已經是 85 歲的老奶奶了。

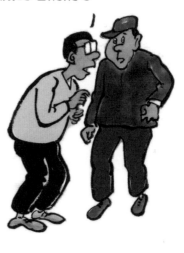

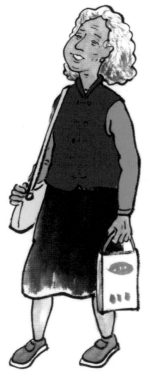

調查，要求他們在一段時間裡像 20 歲以下的青年人一樣開展活動，也就是說，引導他們改變心理年齡，結果這些人記憶力、視力和聽力的敏捷度都得到了相應的改善。而要求另一組 40 歲的中年人對外界封閉、靜止，久而久之，他們的心理、生理反應與同輩人的反應相差甚遠。這個實驗說明，我們的見解、期望和精神狀態極大地影響着我們的肌體。單純的身體鍛煉、強壯體魄、休閒保養是重要的一方面，但生理年齡、心理年齡的不斷「年輕化」具有不可替代的作用。

## 高收入人群老得快

有研究發現，高收入人群老得特別快，30 ～ 50 歲的人，其反映機體生理功能的體內脫氫表睪酮水平只及同齡正常人平均值的 60%，也就是說其生理年齡往往比自然年齡要老 10 ～ 13 年。2006 年中國科學院的一項調查顯示，我國知識分子平均壽命僅為 58 歲，低於全國平均壽命 10 歲左右，並且這個階層的早死現象正在加劇，25 ～ 59 歲人群中，女性死亡率為 10.4%，男性死亡率為 16.5%。為甚麼會這樣？我認為生活壓力、精神壓力和無規律的生活就是催人衰老的「殺手」。有一個針對不同職業人群生理年齡、心理年齡的測試研究，入選的對象包括 179 名產業工人、184 名教師和 174 名企業管理幹部，測試與入選對象老齡化程度密切相關的生理變量以及反映心理老齡化的指標，然後計算他們的生理年齡和心理年齡。結果發現，在產業工人、教師和企業管理幹部人群間生理年齡有明顯差別，而心理年齡差別

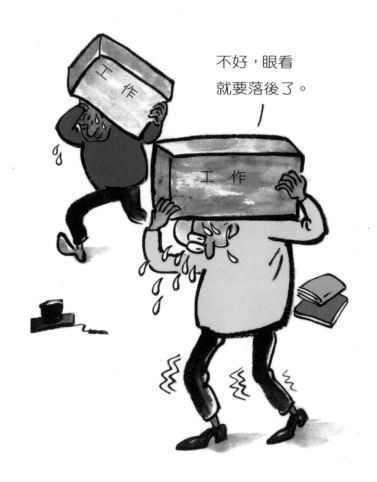

不明顯（見表 1）。不論是生理年齡高於實際年齡、心理年齡高
於實際年齡以及兩者均高於實際年齡的人群中，產業工人比例均
明顯高於教師和企業管理幹部。這說明體力勞動者「未老先衰」
的幾率高於腦力勞動者或腦力體力結合者。教師的比例也較企
業管理幹部高，說明腦力勞動人群「未老先衰」的幾率也高於腦
力體力結合者（見表 2）。

表 1　不同職業人群生理年齡、心理年齡

| 級別 | 調查人數 | 生理年齡／歲 | | 心理年齡／歲 | |
|---|---|---|---|---|---|
| | | $\bar{x}\pm{}_s\bar{x}$ | $\bar{x}\pm{}_s\bar{x}^a$ | $\bar{x}\pm{}_s\bar{x}$ | $\bar{x}\pm{}_s\bar{x}^a$ |
| 產業工人 | 179 | 47.8±6.4 | 47.61±0.19 | 49.1±7.0 | 48.89±0.29 |
| 教師 | 184 | 44.8±9.7 | 47.12±0.16 | 45.9±9.4 | 48.10±0.25 |
| 企業管理幹部 | 174 | 48.9±6.0 | 46.72±0.15 | 50.7±6.2 | 48.55±0.23 |

表 2　各職業人群生理年齡、心理年齡高於實際年齡者所佔比例

| 級別 | 總人數 | PhA>CA | | PsA>CA | | PhA>（PhA+PsA>CA | |
|---|---|---|---|---|---|---|---|
| | | 人數 | 百分率 % | 人數 | 百分率 % | 人數 | 百分率 % |
| 產業工人 | 179 | 91 | 50.84** | 122 | 68.16** | 74 | 41.34** |
| 教師 | 184 | 51 | 27.72** | 83 | 45.11 | 35 | 19.02 |
| 企業管理幹部 | 174 | 22 | 12.64 | 77 | 44.25 | 13 | 7.47 |

經 $\chi 2$ 檢驗，** $P<0.01$；PhA：生理年齡；PsA：心理年齡；CA：日曆年齡

## 中年是生命保護期

　　巴金先生說過：「美麗的中年，是最成熟的時期，海闊天空，任我翱翔。」人們常用「年富力強」來概括中年人。中年人究竟指哪個年齡段呢？最通常的說法是 40 歲左右為中年。一般而言，人到 29 歲步入中年，60 歲為老年是比較符合我國習慣的說法，這裡所指的中年人是以 29 ～ 59 歲年齡段的人。從生長發育看，人到 25 歲已進入高峰期，從 30 歲開始出現衰老，腦的總重

量開始減輕；40～50歲逐漸變成遠視眼，機體抵抗力下降，具有抗癌功能的淋巴細胞顯著減少，之後就開始逐漸走下坡路。

　　1991年世界衛生組織將人生時期重新劃分：44歲以下為青年人；45～59歲為中年人；60～74歲為年輕的老年人；75～89歲為老年人；90歲以上為長壽老年人。近年來美國搞了一個研究，對20～70歲的人的解決日常問題能力進行了測試，根據測試結果提出了人生睿智時期的順序依次為：40～49歲；30～39歲；50～59歲；60～69歲；70歲以後智力有衰退的跡象。研究表明，40～49歲才是人生最佳睿智時期。

　　中年是人生之秋，是收穫的時期。中年是人生最佳睿智時期，而且人到中年組織器官發育完成，身心發育達到成熟，人體對內外環境的反應基本定型，大多具有應付繁重複雜負荷的身心素質條件。但現實中，中年人健康狀況不容樂觀。「工作壓力大、生活負擔重、精神包袱沉」是壓向中年人健康的「三座大山」。中年人工作經驗豐富，精神體力亦充沛，在單位多是頂樑柱，承擔着繁重的工作任務；中年人是家庭經濟的主要來源，上要贍養老人，下要養育小孩，負擔沉重。老人可以斥責小輩，年輕的可以抱怨父母的嚴厲，中年人必須勇於承擔家庭和事業的辛勞。壓力加重導致體力衰竭成了中年人健康明顯的轉折點。20世紀80年代，作家諶容寫了一篇小說《人到中年》，主人公陸文婷大夫的形象在社會上引起了很大反響。當時搞「四化」建設，很多中年人都在努力，背負種種壓力工作，像陸大夫一樣的人就生活在大家的周圍。他們工作、受苦、奮鬥、前進，或者做出成績，或者憔悴死去⋯⋯小說真實地反映了當時中年人的現實生活。40

年一晃過去了，可中年人窘迫的境況卻改變不大。

中年是生命的保護期。近十年來，我國中年人早衰早逝現象嚴重，尤其是中年知識分子的多病和早亡，已逐步引起重視。以深圳為例，當年來特區開拓事業的精英，有 3000 名中年知識分子死亡，平均年齡為 51.2 歲，較第二次全國人口普查廣東省平均壽命少 25.2 歲。國家體委科研所調查表明，北京中關村知識分子平均死亡年齡為 53.34 歲，而 10 年前的調查數據顯示為 58.52 歲。10 年後，中關村的知識分子死亡年齡提前了 5.18 歲。「人到中年萬事休」。很多人上了 35 歲，就有了老之將至的感

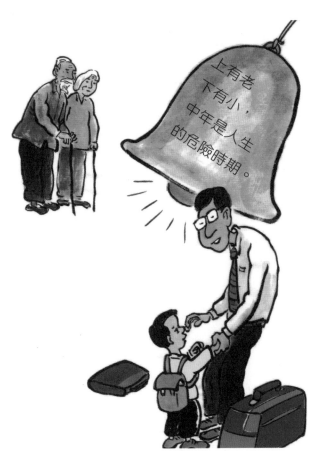

上有老
下有小，
中年是人生
的危險時期。

覺，就多了幾分苦澀的無奈和順天應命的超然，對現實的一切都習以為常，該有的差不多都有，沒有的也處之漠然，缺少青年時期的激情和決心。

其實，中年是人生中最寶貴、最精彩而又最多事的時期，中年人並不能輕鬆悠閒地「萬事休」，而是「萬事忙」呵。中年人有許多生理特點，只用「年富力強」來概括是帶片面性的，片面的認識容易導致中年人的早衰早亡。要看到中年人各方面壓力大，健康走下坡路的一面，中年人的發病率與死亡率比老年人高。老年人的惡性疾病也大多是中年時期埋下的隱患。鑒於中年人這些特殊情況，為能更好地發揮中年人的才華，使這一人生鼎盛時期更好地發揮作用，擔當起振興中華中堅力量的重任，我們應該充分重視這個時期的健康保健。中年人對生理上的各種變化，既要在思想上引起足夠的重視，但又不必過分焦慮。可採取相應的自我保健措施，比如，合理地安排工作，保證足夠的睡眠，進行適當的體育鍛煉，注意飲食調養，自我控制情緒波動等，以防患於未然，達到延年益壽之目的。為了能夠對國家、對社會、對家庭作出更大的貢獻，健康投入是少不了的。

# 健康由健康的生活方式決定

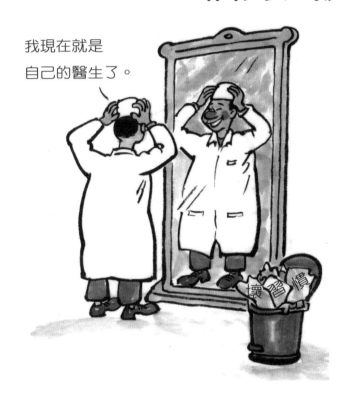

我現在就是
自己的醫生了。

在影響人類健康的決定性因素中，遺傳、社會環境、自然環境等因素都不是我們所能夠左右的，唯有生活方式，我們可以自己選擇它、控制它和改變它。因此，我們應該記住，最好的醫生是自己——我的健康我做主。

## 影響健康的因素

　　影響健康的因素很多，總的說來可分為內因和外因。遺傳是內因，它所起的作用大概佔了 15%。簡單說遺傳就是父母的身體狀況，甚至祖父母的身體狀況也會影響到第二代或第三代人的健康狀況，如果父母都有近視眼，子女多有近視眼；父母身材矮小，一般孩子的身材也不會高大。人們的相貌、體形、疾病等狀況，大都和遺傳基因有關係。外因主要是社會環境、自然氣候、醫療條件和生活方式，其中生活方式所產生的影響最大，達到 60%。可見，影響健康的因素中，遺傳並不是最重要的，而我們的生活方式卻是一個非常重要的影響因素。生活方式是人們受社會文化、經濟、風俗、家庭影響而形成的生活習慣和生活意識，它與其他影響健康的因素有一個最大的區別，就是生活方式可以由自己選擇，我們可以控制它、改變它，從而讓自己生活得更健康。選擇一個好的生活方式可以維繫健康，而不良的生活方式不僅可使人們患糖尿病、消化性潰瘍、心腦血管疾病，使患癌症的危險性大大增加，而且可使 45 歲以上人群的死亡率比生活方式健康的人群高出數倍。因此，通向健康、延緩衰老的道路，第一步就應該從選擇健康的生活方式做起。

## 生活方式病是人類健康的頭號殺手

　　在生產力發展水平低下、物質生活貧乏的時代，人類的健康主要受傳染病、寄生蟲病和營養缺乏症等疾病的危害。隨着社會

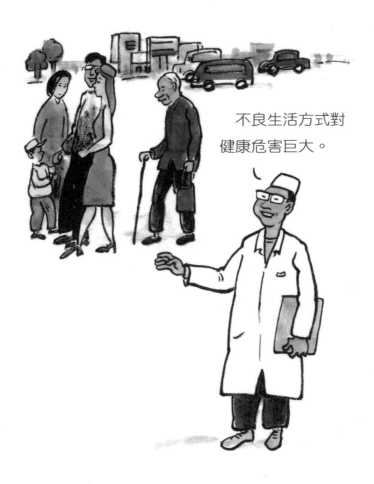

不良生活方式對
健康危害巨大。

生產力的發展、生活水平的提高，與貧困為伴的傳染病對健康的
影響已退居次要地位，由不健康的生活方式引起的疾病已成為威
脅人們健康的主要因素。世界衛生組織提供的資料表明，隨着人
類壽命的延長，當全球人口出生死亡率降低到 15 以下時，與生
活方式有關的疾病出現了。生活方式病是指由於人們衣食住行、
娛樂等日常生活中的不良行為，以及社會的、經濟的、精神的、
文化的各個方面的不良因素導致軀體或心理的疾病，主要包括心
血管疾病、中風、癌症、慢性呼吸道疾病和糖尿病等，由於以慢

性非傳染性疾病為主，有些人又稱之為「慢性病」。

慢性病不僅出現在發達國家，而且在發展中國家迅速蔓延，已成為危害人們健康的「頭號殺手」。2002 年《世界衛生》報告指出，由非傳染病引起的死亡、發病和殘疾約佔所有死亡人口的 60% 和全球疾病負擔的 47%，預計到 2020 年將分別上升至 73% 和 60%。為此，2005 年世界衛生組織發表了一份題為《預防慢性病：一項至關重要的投資》的全球報告，指出慢性病是世界上最重要的死亡原因，由慢性病造成的死亡約佔所有死亡的 60%，所有慢性病死亡的 80% 發生在低收入和中等收入的國家，並預測在隨後 10 年內，傳染病、孕產和圍產期疾患以及營養缺乏所導致的死亡總數將下降 3%，而同期由生活方式造成的慢性病死亡人數將增加 17%。也就是說，慢性生活方式病對人類的威脅將日益顯著，如果我們仍不採取緊急行動，隨後的 10 年估計將有 3.88 億人死於慢性病。

慢性病不但會嚴重影響患者的生活質量，造成過早死亡，還會對家庭、社區和整個社會產生巨大的負面並且被低估的經濟影響。在我國，2004 年由衛生部、科技部、國家統計局聯合公佈的《中國居民營養與健康狀況調查》結果顯示，慢性病的影響亦在逐步增大，發病率呈快速上升的趨勢，受威脅的人數、家庭和社區逐漸增多，除重大傳染病以外，慢性病已成為我國城鄉居民的主要殺手，由慢性病造成的疾病負擔也越來越重，佔了 70% 以上的死亡和 60% 以上的疾病負擔。據估計，2006—2015 年的 10 年時間內，中國由於心臟病、中風和糖尿病導致患者過早死亡將損失的國民收入總額可達 5580 億美元。這對國家的宏觀

經濟影響將是相當可觀的。在我國已公佈的前三位死因分析中發現，心血管疾病中不良生活方式與生物因素的比例為 45.7%：29.0%，腦血管疾病為 43.3%：36.0%，惡性腫瘤為 43.6%：45.9%，這三類疾病佔全部死因的 67.6%。換句話說，目前有 2/3 的人死於與不良生活方式有關的疾病。

## 慢性病的主要危險因素是不健康飲食、不鍛煉身體和吸煙

世界衛生組織報告提出，導致慢性病的危險因素是常見的、可變的，其中最主要的三個因素是不健康飲食、不鍛煉身體和吸煙。在世界所有地區、所有年齡組，無論是男性還是女性，這些危險因素都是導致絕大多數慢性病患者死亡的原因。

首先，不良飲食習慣是慢性生活方式病的基礎。在我國，隨着物質生活的豐富和中西方文化交流的迅速發展，人們的飲食模式從 20 世紀 50—70 年代的以糧食和蔬菜為主，油、雞蛋、魚、肉等的定量供給，轉變成現在的高脂肪、高蛋白、高熱量的「三高」飲食。尤其是城市居民，膳食結構不合理，畜肉類及油脂消費過多，而穀類食物攝入不足。調查顯示，2002 年城市居民日均油脂消費量由 1992 年的 37 克增加到 44 克，脂肪供能比達到 36%，超過世界衛生組織推薦的 30% 的上限；而穀類食物的供能比僅為 47%，明顯低於中國營養學會推薦的 55% ～ 65% 的合理範圍。脂肪攝入量超過合理攝入量的上限，是造成營養過剩的主要因素。營養過剩導致超重和肥胖人群的大幅度增加，而超重和肥胖是心腦血管疾病、糖尿病、惡性腫瘤等慢性病的共同危

險因素。當身體超重和肥胖時，人體就會發生不利的代謝改變，包括血壓升高、「壞」的膽固醇增多以及對胰島素抵抗增高，導致高血脂、高膽固醇和糖耐量降低，此時已處於疾病的高危狀態；如果不注意，不去改善不良的生活習慣，進而就會發展為高血壓、冠心病、糖尿病等，成為慢性病患者；如果仍不重視，不採取干預疾病發展的健康生活方式，最終將導致心、腦、腎功能的損害，使身體致殘，甚至致死。

除了飲食因素的影響外，不鍛煉身體是導致慢性病的第二大危險因素。歸根結底，原因在於我們的生活環境發生了急劇變化。與從前不同，如今上樓乘電梯，出門坐汽車，家務勞動電器化，工作電腦化，走路的時間越來越少，身體活動也越來越少。

這幾年我們單位每年都進來不少學生，可是一到運動場，打籃球、乒乓球的，主力還是那幾個老面孔，即使有年輕人補充進來，也難成主力，主要是不喜歡運動。我只要有點時間，就盡量安排游泳、打球，我看現在很多小伙子、小姑娘，下了班後，聚在一起吃飯、看電影、甩撲克、上網玩遊戲的不少，但是換上運動服去出汗的人還真不多。

我曾經就這個話題和幾個年輕人探討過，他們一片叫苦聲，說：「天天鍛煉？哎呀，工作那麼忙，我們又不是專業運動員！」可是，我也是普通人啊，平時工作也很忙，不也能堅持做到嗎？關鍵是重視，養成鍛煉的習慣。不愛運動，攝入多，消耗少，兩者不平衡，這就是現代社會「胖墩」越來越多的根本原因。胖墩是個通俗的講法，其實是超重和肥胖，主要是身體異常或過量的脂肪積累。體重指數是判斷超重和肥胖最有用的衡量標準，其定

義為按千克計算的體重除以按米計算的身高的平方（$kg/m^2$）。體重指數等於或大於 25 為「超重」，體重指數等於或大於 30 為「肥胖」。告訴大家一些驚人的數字，世界衞生組織最近的預測表明，全球約 16 億成人（年齡 > 15 歲）為超重，至少 4 億成人為肥胖。每年全球有 260 萬人死於超重或肥胖，200 多萬人因缺少體力活動而死亡，每個國家有 65% ～ 85% 的成年人，由於沒有足夠的體力活動而使健康受損。超重和肥胖曾經被視為僅在高收入國家存在的問題，但現在中低收入國家，尤其是城市中，也呈急劇上升的趨勢。我國衞生部 2002 年的資料顯示：全國成人約有 2 億人超重，6000 多萬人肥胖，超重率已達 22.8%，肥胖率為 7.1%。與 1992 年相比，我國居民的超重率和肥胖率分別上升了 38.6% 和 80.6%，其中 18 歲以上成年人分別上升了 40.7% 和 97.2%，累計超重和肥胖人數增加近 1 億人，這樣的增長態勢實在令人擔憂。

最後是吸煙問題。吸煙可增加多種慢性疾病的患病危險，已是不爭的事實。煙草內含數十種毒性物質，多項流行病學的研究已證實，吸煙可導致冠心病、肺癌和慢性支氣管炎、慢性阻塞性肺疾病等慢性疾病的發生與發展。我國目前約有 3.5 億的吸煙人群，不吸煙的人群中有一半以上也遭到「二手煙」的危害。國際醫學權威刊物 *The Lancet*（《柳葉刀》）雜誌在 2006 年發表的一項收集了 52 個國家健康調查的數據顯示，全世界每年至少有 480 萬人死於吸煙。世界衞生組織預測，如果目前的吸煙模式持續下去，到 2020 年每年的死亡人數將增加一倍，達到 1000 萬人。

不健康飲食、不鍛煉身體和吸煙，這三大不健康的生活方式

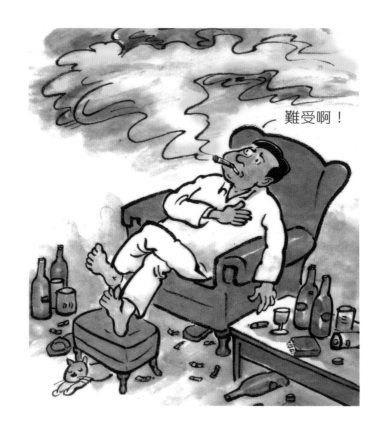

難受啊！

以及與之相關的不斷蔓延的各種慢性病，如今在發展中國家也越來越常見了。尤其值得一提的是高血壓。我國人群的高血壓患病率近 50 年來持續上升。 1958—1959 年、 1979—1980 年、 1991 年 3 次全國高血壓抽樣調查，以及 2002 年的中國居民健康狀況調查顯示， 15 歲以上人群高血壓患病率依次為 5.1%、 7.7%、 13.6%、 17.6%，呈現明顯的升高趨勢。據估算，全國現有高血壓患者 1.6 億人，每年還新增高血壓患者 300 多萬人。更令人擔憂的是，只有不到 1/3 的患者知道自己患病，僅有 1/4 左右的患者接受治療，血壓控制率僅為 6.1%，也就是說，多數的高血壓患者的血壓並沒有得到有效的控制。

此外，我國目前每年冠心病患者新增 110 萬人，新發心肌梗塞者有 50 萬人，現患者有 200 萬人。每年腦卒中新發病例 200 萬人，現患者有 600 萬～ 700 萬人，每 15 秒就有一個腦卒中新發病例，每 21 秒就有 1 人死於腦卒中。每年死於心腦血管病者近 300 萬人，其中心血管病和腦血管病患者各佔一半。在存活下來的患者中，大約有 3/4 的人不同程度地喪失了勞動能力，重度致殘者治療費用更高，每年用於心腦血管病的醫療費用達 1100 億元人民幣，給患者和社會帶來了沉重的經濟負擔。

還有，我國每年新增腫瘤患者近 200 萬人，每年因癌症死亡約 150 萬人。 2005 年，癌症消耗的醫療費用約佔全國衛生總費用的 10%，達 900 多億元人民幣。

……

這是多麼嚴峻的形勢啊！

## 我的健康我做主

健康與生活方式有着極為密切的關係。健康的生活方式可以使人們增進健康、免除疾病，而不良的生活習慣和行為方式則會危害健康，給人帶來許多疾病。選擇甚麼樣的生活方式取決於我們自己。當然，選擇的同時也要承擔後果。

像我本人，其實以前也很喜歡吃漢堡包，喜歡吃肉，但自從上次心臟出現問題後，我就很注意飲食，調整了飲食結構，現在基本上不吃肥肉了，吃飯前先吃些蔬菜沙拉，而且每餐都會督促自己多吃蔬菜。

國外的研究表明，20 年前的生活方式決定 20 年後的身體狀況。很多常見病、致命病開始時都是看不見、難以感覺的，往往要經過 10 年、15 年後才慢慢發展起來。雖然其致殘和致死性後果主要發生在中老年時期，而起病卻在青少年時期。現在的年輕人大多數都認為自己精力充沛，只注重賺錢，或是貪玩，而忽視健康，對自己的生活方式不加以約束。本來，按照很多健康專家的倡導應該是「早餐吃飽，午飯吃好，晚飯吃少」，但現實中很多白領、上班一族，恰恰卻是「早飯不吃，午飯湊合，晚飯撐個飽」。不規律的飲食習慣造成的後果很糟糕，長期不吃早餐容易得膽囊炎，午飯不按時吃容易得胃病，晚上吃得太飽，本來需要

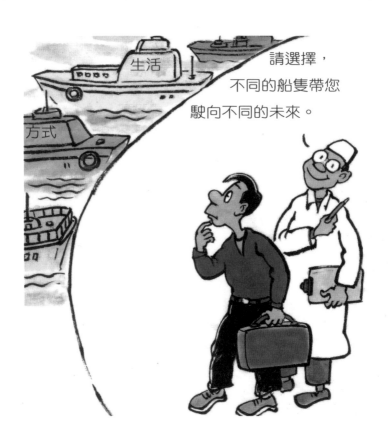

生活

方式

請選擇，
不同的船隻帶您
駛向不同的未來。

休息的腸胃卻要超負荷工作，這對身體很不好，是再淺顯不過的道理了。此外，還有吸煙、酗酒、晚睡晚起、不運動……不知不覺間，一些不良的生活方式已經養成了，不為他們所知的一些潛在危機正在向他們悄悄逼近。

近年來，原本以老年患者為主的慢性病，正逐步呈現「年輕化」的趨勢。我們現在知道，幾乎 50% 的慢性病死亡過早地發生在 70 歲以下人群。在低收入和中等收入國家，中年人特別容易患慢性病。和高收入國家相比，這些國家的人們發病年齡更低，患病時間更長，往往還伴隨着一些本來可以預防的併發症，而且會更快地走向衰老。

## 慢性病可防可治

慢性病與傳染病不同，不能以疫苗、藥物來預防。許多人認為，帶了「慢性」帽子的病，怎麼治都不管用，於是放棄積極的治療。這種態度是錯誤的，慢性病的主要病因是已知的，多數由個人不健康的行為所造成，如果消除了這些危險因素，至少 80% 的心臟病、中風、Ⅱ型糖尿病和慢性阻塞性肺疾病，40% 以上的癌症都是可以避免的。

人類已經掌握了預防和治療慢性疾病的手段，完全可以避免因慢性病導致的殘疾所造成的沉重負荷。美國學者曾預測，使美國成人平均壽命增加一年須花費 100 億美元，然而如果人們做到經常鍛煉、不吸煙、少飲酒、合理飲食，幾乎不花分文就能期望平均壽命增加 11 年。我國一項「九五」攻關研究表明：我國

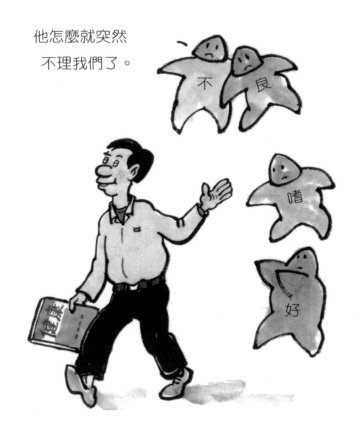

他怎麼就突然
不理我們了。

的高血壓患者重度的很少，中度以下佔了 85%。對輕中度高血壓這個龐大的人群，完全可以通過膳食營養、運動、休息等生活方式的改善，使疾病得到一定程度的緩解，並可有效地減少冠心病、中風等的發生率。疾病預防投入的成本最小，效果最好。有研究表明，每投入 1 元資金進行社區高血壓的綜合防治，可以節約心腦血管治療費用 8.59 元。更重要的是病人少受罪，家人少受累，節省醫藥費，造福全社會。

美國加州大學公共健康系萊斯特博士對約 7000 名 11 ～ 75 歲的不同階層、不同生活方式的男女居民進行了 9 年的跟蹤調查，結果證實人們日常生活方式與健康有着密切的關係，他總結

出了一套簡明的、有助於健康的生活方式。

1．規律的運動鍛煉（運動量適合本人的身體情況）。

2．每日保持七八小時的睡眠。

3．有規律的早餐。

4．少吃多餐（每日可吃 4 ～ 5 餐）。

5．不吸煙。

6．不飲或飲少量低濃度酒。

7．控制體重（不低於標準體重 10%，不高於 20%）。

朋友，你的生活方式好嗎？當我們手握遙控器用紅外線代替手臂開電器時，是否意識到我們的肌肉正在萎縮，肢體的功能正在退化？因此，我們既要「管住嘴」，還要「邁開腿」，加強體育鍛煉。

# 健康的五大基石

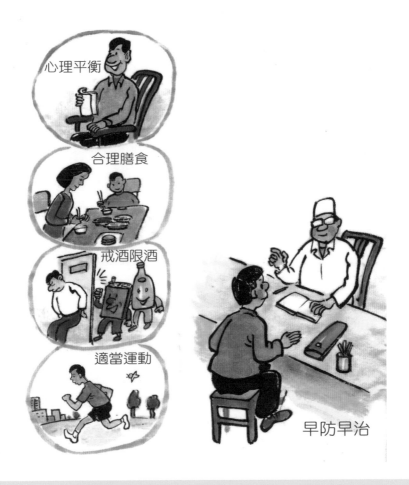

生命有限，健康無價。健康是條單行線，只能進不能退。人應該學會關愛自身健康，提高自我保健意識。84 歲的年齡，40 歲的身體，30 歲的心態，並不是神話。

在影響人的健康的因素中，遺傳因素和環境因素只佔 15%
和 17%，醫療條件佔 8%，而生活態度、生活方式佔了 60%。
這說明，影響人類健康與長壽最主要的因素就是個人因素，換句
話說，每個人的心理健康、生活方式和行為習慣才是決定健康長
壽的重要因素。選擇甚麼樣的生活方式，就會有甚麼樣的健康狀
態，洪昭光教授曾經提過健康有四大基石：心理平衡、合理膳
食、戒煙限酒和適當運動，我很贊成，我在這個基礎上再加一個
基石：早防早治。

# 心理平衡

在所有健康基石中，心理平衡最為重要。我認為養生第一要
義就是心理平衡，這最重要也最難做到。一個心態積極的人就
是年輕人，而負面的心態最容易催人老。前國家藥監局局長鄭
筱萸被立案查處後，短短幾個月已是白髮蒼蒼，心理落差大是
主要原因。

心理健康是指我們在生活中，遇到困難、挫折、突變等情
況時，能做到心理和諧、精神穩定，能正確對待和處理，排除不
利因素的影響。但是在現實生活中，人們往往被憂慮、懼怕、貪
求、怯懦、嫉妒和憎恨等不良情緒困擾，造成人體免疫功能降

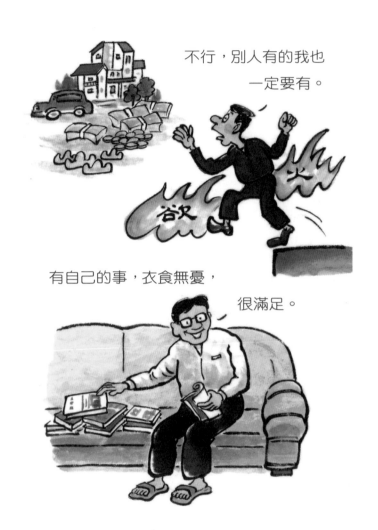

不行，別人有的我也
　　一定要有。

有自己的事，衣食無憂，
　　　　很滿足。

低，出現亞健康甚至各種疾病。科學研究顯示，情緒低落時人體的抗癌功能會衰退 20% 以上，古人說「健康之精神寓之健康之身體」，就是這個道理。

　　我記得 2003 年 SARS 剛開始的時候，由於人們對疾病了解不多，許多人陷入恐慌，聽風是風，聽雨是雨，在一些地方出現了許多人瘋狂搶購鹽、醋、板藍根等物品的現象，有的地方甚至封鎖道路，企圖切斷與外面的聯繫。當時主要是心理問題，我在

門診看過一個病人，是小學教師，感染了 SARS 。可治療好後，SARS 也過去幾個月了，她每次來復診還戴着口罩。我一了解，她害怕傳染給同事和家人，一直不敢取下，還把自己封閉起來。我告訴她，完全不用擔心，你可以正常地工作、生活，不會傳染給其他人。

## 心情鬱悶等於健康殺手

醫學研究表明，情緒的好壞與人的健康密切相關。當人遇到精神壓力而處於緊張、憤怒、焦慮等不良的心理狀態時，都會引起生理上的異常改變，若時間較長，反覆發生，便可能由功能性改變逐漸演變成器質性損害。

心理學家曾經做過一個實驗來研究情緒與健康的關係。在一隻鐵籠裡關進兩隻猴子，一隻可以自由活動，一隻被捆在籠邊上不能自由活動。籠子的一邊有一根絕緣棒，當試驗者每隔半分鐘向籠內通一次電的時候，自由的猴子可以抓住這根絕緣棒免受電擊。實驗開始以後，自由的猴子提心吊膽，總是惦記着每隔半分鐘去抓一次絕緣棒以免受電擊，而不自由的猴子無法躲避，只能聽之任之，倒也很坦然。一段時間以後，對兩隻猴子進行身體檢查發現，自由的猴子得了潰瘍病，而不自由的猴子反而安然無恙。這個實驗表明，長期不良的情緒是造成疾病發生的原因。

在日常生活中，由於情緒過於激動而誘發一些疾病，甚至造成意外的事例，也並不鮮見。我印象比較深的是 1981 年 10 月 18 日晚，中國男子足球隊在世界杯預選賽中以 3:0 戰勝了當時

的亞洲足壇霸主科威特隊，比賽結束後，一位觀眾因心臟病發作，歪坐在看台上死去。同年 11 月，中日女排爭奪世界杯，比賽後有九名心臟病觀眾病情加重，其中兩人經搶救無效死亡。他們發病的原因，都是由於情緒過於激動。

有人經過調查發現，固執、好爭辯、急躁、愛生氣和愛發脾氣的人最容易得冠心病。專家對千餘例中風病人調查發現，75% 是由於心理因素而誘發。一些心臟病、高血壓患者尤其不可過於激動，其他如癌症、糖尿病、潰瘍病等，也都與情緒有着極為密切的關係。

## 腫瘤喜歡情緒低落的人

德國學者巴爾特魯施博士調查了 8000 多位不同的癌症病人，發現大多數病人的癌症都發生在失望、孤獨、懊喪等嚴重的精神壓力狀態下。斯蒂文·格里爾博士對 160 位被倫敦醫院接納的乳腺腫瘤病人進行了觀察，其中部分病人患的是癌症，部分病人則不是。他發現非乳腺癌病人中有 60% 能無拘無束地表達他們的情感，在乳腺癌病人中只有 1/3 能做到這一點，其餘 2/3 都傾向於壓抑他們的情感。在 20 世紀 80 年代，上海調查了 200 例胃癌病人，發現他們共同具有長期的情緒壓抑和家庭不和睦特徵。北京市有一組隨機對照調查的資料，發現癌症病人的生活經歷中，曾經有不良心理刺激的高達 76%，而一般病人中有明顯不良心理刺激的只有 32%。這些事實說明，長期的精神緊張、情緒壓抑、心情苦悶、悲觀失望等不良的心理狀態，是一種強烈

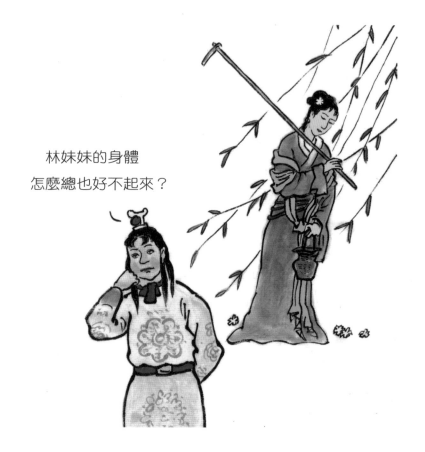

林妹妹的身體
怎麼總也好不起來？

的促癌劑。

　　所以，我個人認為在健康的五大基石中，第一條心理平衡最
為重要。我想大家都看過關於長壽村的報道吧，長壽村的人的飲
食習慣、運動情況都不一定相同，但是有一點是相同的，那就是
心理平衡。這一點是現在很多中青年骨幹、管理人員最難做到
的。著名醫學哲學家胡天蘭德有一句名言：「一切不利的影響因
素中，最能使人短命夭亡的莫過於不良的情緒和惡劣的心境，
如憂慮、懼怕、貪求、怯懦、嫉妒和憎恨等。」我拿腫瘤的發病
舉一個例子。通常在人的體內同時存在兩種與腫瘤發病相關的

基因，分別是抑瘤基因和致癌基因。或許大家不知道，其實人體的致癌基因每天都會產生 3000 多個癌細胞，但為甚麼並不是人人都會得癌症？這是因為人體的血液白細胞中擁有 90 億之眾的淋巴細胞，其中佔 5% ～ 10% 的自然殺傷細胞（Natural Killer Cell，簡稱 NK 細胞），對人體的腫瘤細胞具有最強烈的毒殺作用，它們的職責就是專門攻擊、消滅癌細胞。一旦自然殺傷細胞

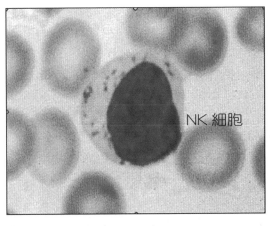

光鏡下的 NK 細胞

下編 健康的五大基石

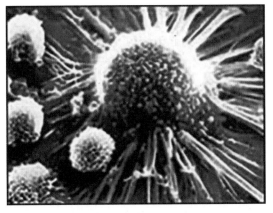

電鏡顯示：多個 NK 細胞向癌細胞靠攏聚集

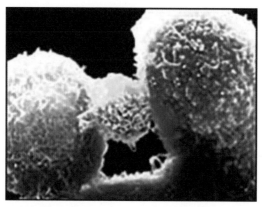

NK 細胞攻擊癌細胞：兩旁為癌細胞，中間為 NK 細胞

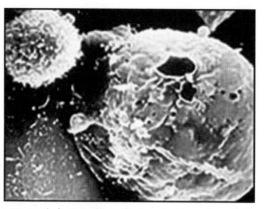

NK 細胞在癌細胞上穿破一個洞，癌細胞將在很短的時間內死亡

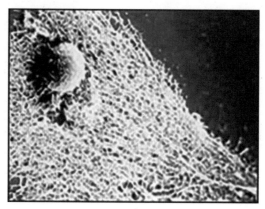

癌細胞死亡後纖維化，而 NK 細胞還可以恢復原狀繼續尋找敵人

發現癌細胞，會立刻與其結合，五分鐘之內自然殺傷細胞內的物質就會破壞癌細胞並將其殺死。一般而言，殺死一個癌細胞需要5～10個自然殺傷細胞。這就是為甚麼人體每天都生成癌細胞，多數人身上並未生成真正的癌，是因為癌細胞剛出現便被及時殺滅。但精神神經免疫學研究發現一個規律，抗癌勇士的戰鬥力與情緒休戚相關，不良情緒會削弱其戰鬥力，而樂觀、自信等良好情緒能激發它們的活力。當情緒處於低潮時，每天鬱鬱寡歡、愁腸百結，則自然殺傷細胞分泌系統功能將被抑制。據測試，情緒低落時人體自然殺傷細胞活性可下降20%以上，從而降低了它們的殺傷作用，抵禦癌細胞的能力也就大大減少了。換句話說，孤獨、憂慮、經常心情不好的人更容易得癌症。所以，保持心理平衡對健康長壽來說是很重要的。

## 養生先養心，心養則壽長

在人類對以往許多重大疾病的研究中，所得出的重要結論之一就是：積極樂觀的情緒在防病、治病上有着意想不到的作用。以癌症研究為例，臨床實踐表明，積極樂觀的情緒可以使惡性腫瘤向着良性方向變化，甚至有使其逆轉的可能。

德國《今日科學》雜誌發表的一篇報道說，研究者對一萬名男子進行了調查，提出的問題是：你是否覺得妻子愛你。調查結果發現，認為妻子愛自己的男人心絞痛的患病率明顯低於那些感覺不被愛的人。科研人員還做了另一項試驗，他們給400多人注射了一種感冒病毒，結果顯示，在與三個或者更少的人有密切交

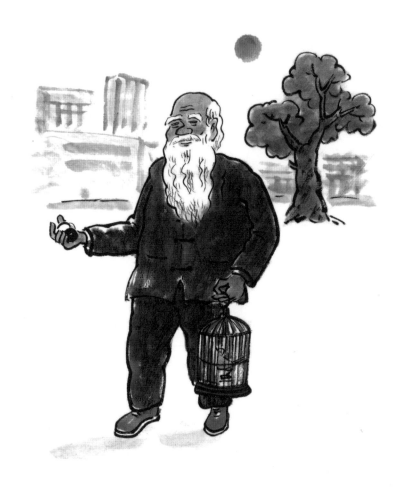

往的受試者中，有 62% 的人患上了感冒，而在與六個或者更多
的人交往密切的受試者中，只有 35% 的人染病。科研人員的結
論是，與朋友、鄰居、同事的關係是否長久融洽，是一個很重要
的免疫因素。

　　通常，人們都認為在看待某個事物或作出某個決策時要避免
盲目樂觀主義，但是要想保證身體健康確實需要樂觀主義，有時
是脫離實際的樂觀主義，甚至憑空幻想也是值得推薦的。德國科

學家的試驗表明，那些非常實際、對自己實事求是的人患抑鬱症的風險很大。在德國對患有艾滋病的一些男性進行的研究結果表明，樂觀派患者的壽命，比整天擔憂自己要離開人世的患者的壽命平均要長 9 個月。樂觀派患者說，他們每天都在幻想自己的病有可能治癒。通過這個調查，科學家們發現，脫離現實的樂觀主義患者，還可以向後拖延艾滋病的發病時間。

我要告訴大家，過度緊張、擔心等不良情緒，會導致免疫機能失調而增加患病的可能，而積極樂觀的情緒通過有效提高機體的免疫力，既可能降低生病的幾率，又能在病後的康復中起到積極的促進作用。為此，廣大正在為事業而「搏殺」的人們，尤其是中青年精英人士，一定要學會保持心理平衡。

那麼，如何才能保持心理平衡呢？

## 執著追求——心理平衡的基石

相信大家都有體會，要達到心理平衡，首先要有目標、有追求，「有一個追求的目標，一切為實現這個目標而服務，那麼周圍一些不愉快的事情，也就不以為然了」。舉例來說，有很多（藏傳佛教的）佛教徒，他們克服諸如經濟、環境、交通等常人難以想像的重重困難，從家鄉一步一叩首地「爬」到布達拉宮去朝拜，這就是堅定而虔誠的信念起到了巨大的作用。再比如打靶，集中精神一心只想射中靶心，別的就顧不了了。

正如王國維在《人間詞話》裡所說，「古今之成大事業、大學問者，罔不經過三種之境界」，第一境界是「昨夜西風凋碧樹。

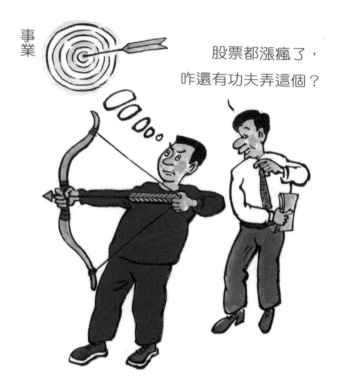

獨上高樓，望盡天涯路」；第二境界是「衣帶漸寬終不悔，為伊消得人憔悴」；第三境界是「眾裡尋他千百度。驀然回首，那人卻在，燈火闌珊處」。我最欣賞他的這三句話，三種境界體現了人的執著追求。

　　孔子曾說過，「知之者不如好之者，好之者不如樂之者」。這句話也是對執著追求的一個很好表述，意思是對於同一份工作而言，業務能力強的人不如喜歡這份工作的人，喜歡這份工作的人不如陶醉於這份工作的人。換句話說，如果你的業務能力很棒，但是你不一定很有成就，而執著於這份工作的人反而能獲得成功。

日本的科學家曾經在一組 40 ～ 90 歲的人群中做過一個為期 7 年的追蹤調查，在這一人群中，有 60% 的人有明確的生活追求目標，被定為 A 組；有 5% 的人沒有明確的生活目標，被定為 B 組；還有 35% 的人有一定的生活目標，但不明確，被定為 C 組。結果發現，7 年過去了，B 組中有 3000 人病死或者自殺，比 A 組高出一倍，且 B 組心腦血管發病率也比其他組高得多。這個研究告訴我們，人在社會上必須樹立生活目標，要有所追求。

理想

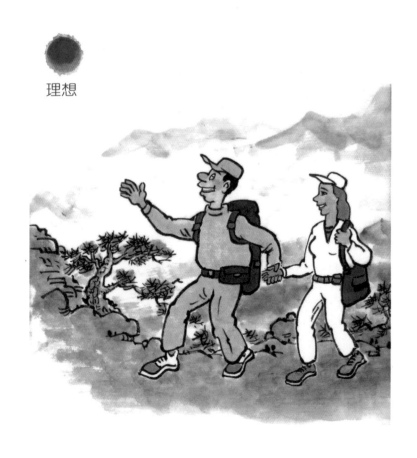

## 執著追求，但不苛求

　　執著追求是保持心態平衡的基礎，但是否一味追求就能獲得心理平衡呢？也不盡然。有一個追求的目標但不苛刻，把目標定在估計自己能夠達到的範圍內，同時懂得欣賞自己的成就，這樣心情自然就會舒暢。如果把目標定得過大過高，完全不在自己的能力範圍之內，就像做爬梯子摘月亮、踩在箱子上抬箱子之類的傻事，心理反而無法平衡了。

　　IT 行業英文是「Information Technology」，由於競爭激烈，高度緊張，故很多人將這個職業的英文簡稱演繹為「I'm tired」（我很疲勞）。在 IT 行業，人到 40 歲年齡已經很大了，因為這個

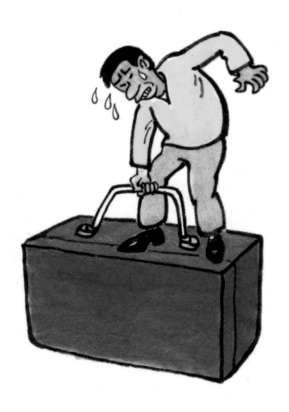

行業發展步伐太快，淘汰率太高，40多歲已經跟不上了，過分追求就會導致心理不平衡。

## 善待自己，善待挫折

在追求目標過程中還要善待挫折，就是說心態平衡還要具備很強的「抗挫折商」。相對於智商、情商而言，「抗挫折商」有時更為重要，特別是對工作之中的人。我們都知道，人不可能一直都是成功的，總會遇到這樣或那樣的挫折。如何對待挫折呢？我經常記住老子的那句話「禍兮福之所倚，福兮禍之所伏」。有這

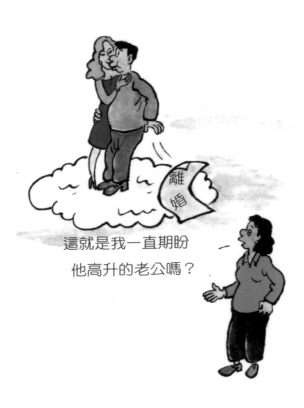

這就是我一直期盼
他高升的老公嗎？

樣一件事，一位妻子總是嘮叨丈夫沒有上進心，後來丈夫終於升職了，有人捧場，出入高檔消費場所，最後卻遞給妻子一份離婚書。人們真心的期望，有時會得到相反的效果。我們要及時調整好心態，以積極樂觀的態度擁抱壓力，從失敗與挫折中尋找積極因素，從而達到新的心理平衡。

## 人天生需要別人尊重

有好人緣就有凝聚力，有凝聚力就有好心情。好人緣從何而來？人與動物最大的不同就在於所有的人天生都需要得到尊重。他們無論有多少缺點，你總會找到他們的優點、發光點，並將他們的這些優點和發光點發揚光大。你在懂得尊重別人的同時，也就會獲得好的人緣，這是一個顛撲不破的真理。1979 年，我作為留學生去倫敦讀書時，就深刻地體會到了這一點。在英國，我們中國醫生的資格不被承認，不能去病房，只能待在實驗室。當時我想開闊一下眼界，在做實驗的同時，還想參觀病房，於是找到導師內科系主任羅伯遜教授，多次申請都被拒絕。後來他的秘書看我如此堅持不懈，幫我與教授協商，教授終於同意給我 10 分鐘時間跟我交流。10 分鐘對我來說太短，還沒有說明來意就要結束了。這時，我突然想起在圖書館讀過他的新著《醫學生伴侶》，於是就以這本書為話題，談起這本書寫作的特點，它將人體解剖、生理、病理、疾病的敘述連貫起來，幫助學生從基礎到臨床來認識疾病，具有很鮮明的整體觀念。我的看法恰好說中了教授寫書的初衷，贏得了教授的好感和信任。他非常高興，滔滔

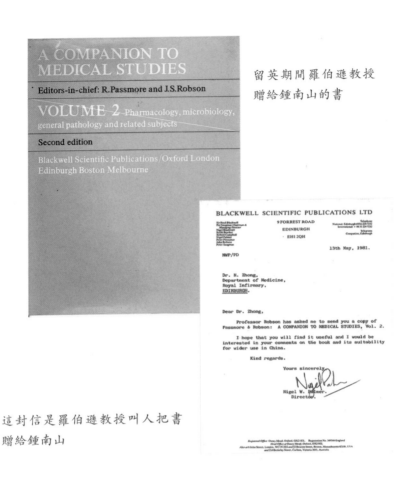

A COMPANION TO MEDICAL STUDIES

Editors-in-chief: R. Passmore and J.S.Robson

VOLUME 2 Pharmacology, microbiology, general pathology and related subjects

Second edition

Blackwell Scientific Publications/Oxford London
Edinburgh Boston Melbourne

留英期間羅伯遜教授
贈給鍾南山的書

這封信是羅伯遜教授叫人把書
贈給鍾南山

不絕地向我講述寫書的過程，最後他答應了我參觀病房及其他實驗室的全部要求。令我意外的是，他還將一本新的《醫學生伴侶》送給我，價值 110 英鎊。我倆這次談話，總共用了 70 多分鐘。我從這件事，也得到了深刻的啟發：真心地讚揚他人的長處，而不是刻意恭維，一定能得到他人的認可。此事已過 41 年，至今我仍將這本書放在正前方的書櫃上，經常抬頭看看，時刻提醒自己該如何做人。

## 發揮團隊作用，善於培養自己

在抗擊 SARS 的過程中，我們做了一些工作，獲得了高治癒率和低死亡率的成績，很重要的一點，就是我們有一個好的團隊。我對我們的團隊很了解，我們的團隊受過比較好的訓練，基礎很扎實。所以，我才有信心，主動向廣東省衛生廳請求，把危重 SARS 病人送到我們所裡集中救治。事實證明，我們的團隊

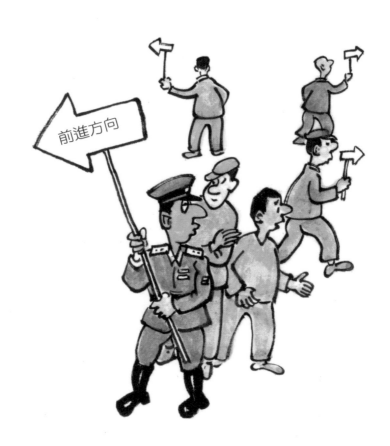

前進方向

經受住了考驗。團隊的培養很重要，要形成優秀的團隊，就需要發現和宣揚團隊隊員的優點及長處，而不要互相指責。另外，對人要寬容、要公正，欺人太甚誰都受不了。團隊中有分歧、有矛盾是正常的，但是作為團隊領導，不能僅追求心態平和，而是要團結團隊，發揮團隊的作用；要爭取將將才培養成帥才，分攤壓力，不要做工作狂，而是要做能夠調兵遣將的司令，從優秀到卓越，不斷自我提升，在自我實現中獲得心理的愉悅。

將才與帥才有何區別？我個人的體會是，他們的心態不同。將才認為自己需要在技能方面超過他人才能成為划槳者，而帥才不一定能夠成為划槳者，但他善於調動人的工作熱情，是一個掌舵者；將才主要是技術管理，知道怎麼做，而帥才是行政管理，還知道為甚麼要這麼做。總之，不管是帥才還是將才，我認為盡量不要做工作狂。

## 助人為樂，心情舒暢

科學研究發現，人體分泌生物素，能使人快樂，這就是孔子常說的「仁者壽」。當你幫助別人解決困難的時候，當你的存在給集體帶來快樂的時候，你就會感覺到幸福、快樂。2007 年，廣東省中山市 101 歲的老壽星胡漢偉還曾在增城的白水寨，爬上了 9999 級的天梯！他透露自己的長壽秘訣時說，沒有別的，就是做好事。孔子主張「養生先立品」，即先立人品。幫助別人，對人寬容就會得到健康和快樂，這已經在醫學上得到證實。大家都知道，一些修道的和尚、尼姑、修女等都很長壽，他們生活很

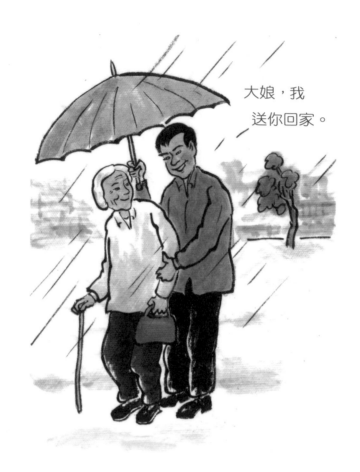

大娘，我
送你回家。

單一，但他們有信仰、有寄託，每天都想着如何幫助窮人。很多
資料證實這種心態能使人快樂。

## 不要把工作帶回家

　　工作中難免會遇到各種各樣的問題和挫折，不經意中很容易
把這種煩惱情緒帶回家。我們要主動管理自己的情緒，注重業餘
生活，不要把工作上的壓力帶回家。家庭是個避風港，是個讓人

覺得溫暖又溫馨的地方。如果把工作中的情緒帶回去，無由來地對家人一通呵斥，除引發口舌之爭和激化矛盾外，別無他用。

　　回家以後就要有自己的樂趣，留出休整的空間，與家人共享時光，交談、傾訴、閱讀、冥想、聽音樂、處理家務、參與體力勞動等，都是獲得內心安寧的絕好方式。

## 自得其樂

　　甚麼樣的人最快樂？能夠自得其樂的人最快樂，這一點很重要。英國《太陽報》曾以「甚麼樣的人最快樂」為題，舉辦了一次有

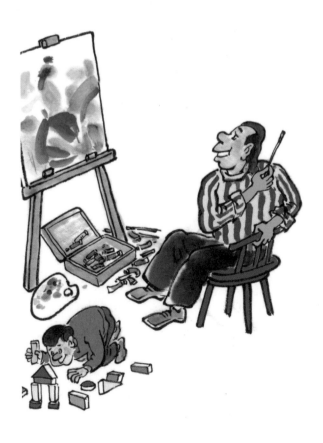

獎徵答活動，結果八萬多封來信中，公眾評選的最佳答案有四個：

1. 作品剛剛完成，吹着口哨欣賞自己作品的藝術家。

2. 正在用沙子築城堡的兒童。

3. 為嬰兒洗澡的母親。

4. 千辛萬苦手術後，終於搶救了危重病人生命的外科醫生。

不難看出，這些快樂都是一種發自內心的成功的愉悅。

《健康時報》刊登過一篇文章，說一位退休老人自得其樂、越活越精神的故事。這位老人退休三年，中度脂肪肝消失了，血脂正常了，體重也下降了近 15 公斤。他既沒花錢買保健品，也沒有吃甚麼特效藥，原因就是他有一個良好的心態，在生活中自得其樂。人的心情好壞與身體狀況密切相關，每個人都有不如意和無奈的時候，但整天唉聲歎氣有甚麼用呢？有能力解決就盡力解決，沒有能力解決就要學會隨遇而安，做生活中的達觀者，這才是明智的選擇。

我自己的心得是，要使自己成為快樂的人，第一，必須工作，有工作，就會使人快樂。第二，必須充滿想像，對未來充滿希望，始終保持童心，並懂得自得其樂。第三，一定要心中有愛，那種無私的、不計報酬的愛。第四，一定要有能力，要有助人為樂的技能。

所以，我認為在執著追求的基礎上，要牢記「三個快樂」——助人為樂、知足常樂、自得其樂。如果能做到這些，就能讓你每天保持好心情，你的工作以及與周圍人的關係一定會越來越好。

## 找個情緒安慰物——寵物的神秘力量

　　有人說現代社會越來越像「石屎森林」，人生存和活動的空間顯得越來越小，人與人的交流和交往也越來越少，人的心靈也越來越孤獨。而犬貓等寵物可以作為人們很好的生活伴侶，可以作為一種寄託，幫助人們解除生活的孤寂，調節人們的心理健康。研究發現，養寵物的人比不養寵物的人每年上醫院看病的次數少 15% ～ 20%。

　　1995 年《美國心臟醫學》雜誌的報告說，養寵物狗的人心臟病突發死亡的風險較小；1999 年《美國老年醫學會》雜誌報道，養寵物的人能更加迅速地完成日常事務，例如洗澡、穿衣、做飯和走路等；2001 年《高血壓》雜誌認為，當處在精神壓力下時，養寵物的人的血壓較低；2005 年《英國醫學》雜誌表示，養寵物對於老年人的身體和心理健康大有益處，能降低心血管病的發病風險。

　　我希望，很快就會有鍾南山家的貓了……

　　有一種老人叫空巢老人，是指兒女、子孫不同自己居住的老人。這樣的家庭，晚輩一般一星期回家一次，大部分時間，老人都是自己一個人度過。所以，老人很可能會產生孤獨、寂寞的感覺，產生被遺棄、不被別人關心的感覺。我建議這些老人適當養一隻寵物當情緒安慰物，這對緩解心靈的孤獨是個不錯的辦法。

　　北京師範大學心理學院鄭日昌教授和付納博士調查發現，擁有寵物的空巢老人比不養寵物的空巢老人更加健康，生活滿意度也更高。伴侶動物提供了非人類的社會支持元素，如安全、被關

心、被愛和被喜歡的感覺及個人價值感等,滿足了人們渴望交流和關注的慾望,消滅了由於生活壓力和孤獨給人們所帶來的負面影響。

　　最新研究還表明,寵物能加強人們之間的社會交往,密切人與人之間的關係,從而改善他們的身心健康。有兩個人參加了一項實驗,一位帶狗外出,另一位則單獨行動,他們都不斷地變換服飾打扮,以不同的形象與人交往,結果顯示,有狗相隨的那位不管如何打扮,與人交往的頻率都要高。為甚麼寵物能使人與人之間的交往變得更簡單?這是因為寵物是人們交往開始時很好的交談話題,可以增加人們接觸的機會,並讓社會交往變得愉快和融洽,因此,容易獲得更多的友誼。這也許就是寵物的主人比其他人更健康的原因之一吧!

## 寵物助人長壽

　　許多英國人在與一隻小狗或小貓相處幾個月後,原先的一些頑固性病痛,例如頭痛、背痛等症狀都減輕了。1992 年,澳大利亞的科學家報道,擁有寵物的人,血中膽固醇的含量低於類似生活方式但沒有小動物相伴的人,因而心臟病的發病率也低於同等生活方式的其他人。

　　美國紐約大學教授愛麗克·弗里德曼發現,愛寵物助人長壽。弗里德曼對 92 名處於痊癒中的男性心臟病人進行了研究,詳細詢問了他們的生活方式,包括是否養寵物等。一年後,92人中有 14 人死亡。當尋找存活者和死亡者之間的差別時,研究

人員發現，生活孤獨的人的疾病更易復發，而養小動物的人則容易康復。弗里德曼起初推測，或許有小狗的人因為每天遛狗散步而鍛煉了身體，所以容易康復。然而她又發現，養育其他不需要活動的動物的人身體同樣容易康復。她再調查寵物的主人們的身體是否原來就較好，但事實並非如此，擁有寵物的人在生理上與沒有寵物的人並無區別，至少從一般的體檢中看不到差別。弗里德曼教授因此總結出，和一隻喜愛的動物一起生活確實有助於心臟病患者的康復，能使心臟病的死亡率降低約 3%。這一數字意味着，全美國每年約 100 萬死於心臟病的病人中，有 3 萬人可因小寵物而康復！

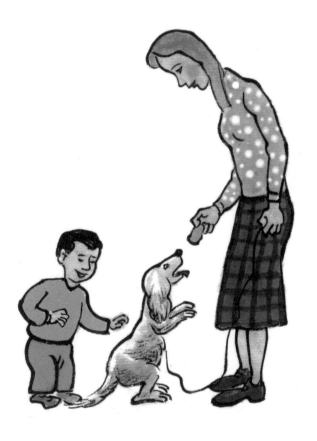

下編 健康的五大基石

澳大利亞貝克醫學研究院愛德森教授的最新研究也證明了養小動物有益健康。研究人員訪問了 5741 名心臟病人，詢問了他們的生活方式和是否養有寵物等情況，發現 784 名擁有寵物的病人的血膽固醇水平比沒有寵物的病人低 20%，並由此測算出，這將使心臟病的死亡率降低 4%。他們還發現，有小動物相伴的人，不僅膽固醇水平較低，其血脂（甘油三酯）濃度也較低，相對來說，血壓也較正常。這表明，和寵物生活在一起相當於吃低鹽飲食或戒酒所達到的效果。

## 為甚麼養寵物能促進健康呢

　　美國賓夕法尼亞大學塞帕爾教授和他的研究組成員對健康水平基本一樣的三組受試者進行研究，其中一組養狗，另一組養貓，還有一組不養任何寵物。一個月後，給受試者進行體檢，發現擁有寵物的人健康水平明顯提高。塞帕爾教授認為，人和寵物之間有着特殊的感情支持，這種感情在人與人之間是很難尋求的。人們雖然用語言表達思想感情，但有時也用語言進行詐騙與謠傳、批評和辱罵；而寵物總是默默地聽着，似乎都懂，但從不提問和評論，它們是忠實的聽眾，它們的緘默使人感到友好，而不是壓力，這就產生了某種類似心理治療的效果。尤其是狗和貓，它們最通情感，善於向人們表達無言的感情，讓人感受到尊敬和依賴、仰慕和愛戴。塞帕爾教授指出：「人們的自信、自尊、處理生活壓力的能力以及健康水平，都依賴於感覺，某種感覺能深深地支持人建立個人目標。」人在關心小動

物的過程中會有較強的責任感，這種感覺幫助人們賦予生活以深刻的含義。

當然，養小動物也有許多隱患或者直接的侵害，例如，狗會咬人並傳播寄生蟲病和狂犬病，鴿子和鸚鵡會引起肺部感染，貓會誘發氣喘，烏龜會傳染沙門氏菌，寵物糞便給環境造成污染，等等。所以，大家看了我這本書，考慮養寵物的，在考慮到飼養寵物帶來的益處時，不要忘記寵物也會帶來疾病，對這些必須充分重視，並採取相應措施，科學地養，而不要盲從。

總之，前面我粗略地講了一些心理平衡對健康的重要意義，如何做到心理平衡，具體在生活中還有很多方法可以促進心理健康，不同的人在不同的階段的情況也不同，希望大家能夠根據自身的情況，及時、合理地調整自己的心態，促進健康。

「工作、愛情、休閒是人生的三個重要方面，偏廢了任何一方面就不能算作一個精神健康的人。」

「爬山的時候，別忘了欣賞周圍的風景。」

在網上看到一個帖子，覺得寫得很好，大家不妨一試：

不生氣——生氣易患腫瘤，不要拿別人的錯誤折磨自己。

不操心——操心老得快，孩子們的事讓他們自己處理。

不爭吵——忍一點風平浪靜，退一步海闊天空。

要糊塗——難得糊塗，大智若愚。

要樂觀——多想好事，教有所樂。

要大笑——每天三次笑，每次三分鐘。

# 合理膳食

　　早飯要吃飽（30%），午飯要吃好（40%），晚飯要吃少（30%）。「若要身體安，三分飢和寒。」飲食「多樣化」，多吃各種顏色的青菜、水果，多吃白肉，限制高脂肪尤其是動物性脂肪食物；限制酒精的攝入量。

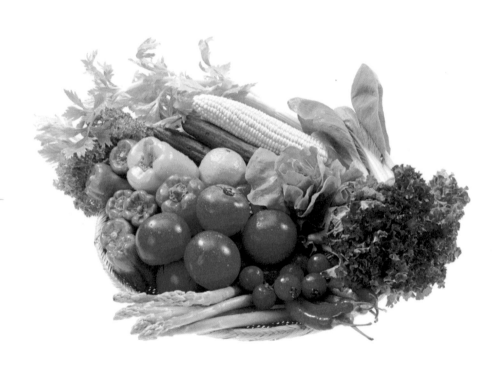

## 不良的飲食習慣是僅次於吸煙的致癌因素

美國癌症學會研究指出，不良飲食習慣是僅次於吸煙的致癌因素。上海市腫瘤研究所完成的一系列流行病學研究表明：過多地食用豬、牛、羊肉能使患結腸癌、腎癌的危險性升高；過多地攝入動物性脂肪和蛋白質可致子宮內膜癌和卵巢癌；用醃、熏、曬、炸等方法加工處理的食物吃多了，與口咽、食管、胃、胰腺等消化道癌以及鼻腔癌、喉癌的發生有密切關係。

其實人每天需要的熱量不高，普通飲食足夠，我想說的是脂肪不能太多，尤其是動物脂肪。中國的膳食中，特別是孩子的膳食中飽和脂肪酸，也就是動物脂肪越來越多。攝取足夠的纖維素是極為重要的，粗糧、蔬菜、水果等食物中的纖維素含量比較高。近年來大腸癌在中國的發病率不斷增高，差不多攀升到第二的位置。之所以出現這樣的情況，主要原因是中國人的飲食習慣發生了很大變化，現在以吃精細食物為主，而這些食物中纖維素欠缺，不能幫助腸的蠕動和消化。食物在腸道中沉積的時間太長，會導致便秘，產生一些有害物質，導致大腸癌的發病率直線上升。包括直腸癌、結腸癌等，都與飲酒及攝入過多的油膩食品等有關係。要想保持腸道的通暢，要靠纖維素，纖維素是我們每天必需的。

日常生活中也要盡量少吃垃圾食物。通常將僅僅提供一些熱量、沒有別的營養素的食物，或是營養成分超出人體需求量並最終在人體內變成多餘成分的食品，稱為垃圾食物，如麥當勞、肯德基，這些食品含有較多的飽和脂肪酸，盡量少吃為妙。在美

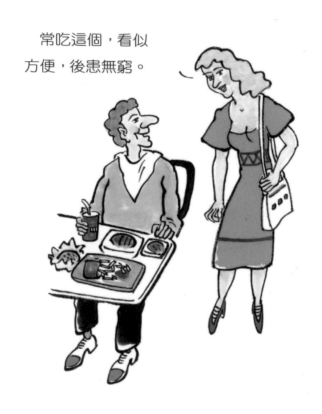

常吃這個,看似
方便,後患無窮。

國,藍領階層的冠心病發病率有所增高,這跟不良飲食習慣有
很大關係。因為工作節奏快了,就吃快餐、便當,美國有一個著
名的「快餐金剛」查利・貝爾,從小就在肯德基工作,工作非常
勤奮,最後成為首席執行官,但因為快餐常常是他的主要飲食,
44 歲就患結腸癌去世了。

## 健康的飲食習慣是預防癌症最有效的措施之一

近年來，世界癌症研究基金會邀請了 8 個國家 16 位著名腫瘤學、營養學、流行病學專家，綜合研究了世界四萬五千項有關飲食與癌症預防的最新領先科研成果，並有近百名專家參加撰稿及評閱，經過綜合分析論證，寫出綜述報告《食物、營養與癌症預防》，向全球發表：通過合理膳食和體能活動來預防癌症，是最為有效的措施。世界衛生組織以 1996 年的腫瘤發病率估計，通過膳食措施，每年可預防的癌症總數可達 300 萬～ 400 萬人。由於膳食變化的趨勢、人口增長和老齡化，這個數字到 2025 年可能達到 450 萬～ 600 萬人，為控煙預防癌症的 2 ～ 7 倍。由此可以看出，健康的飲食習慣是何等的重要啊！

為此，他們提出通過改變飲食習慣來預防癌症，並於 1996 年提供了一份飲食指南，一直沿用至今。多年調整飲食習慣的努力使越來越多的美國人意識到，健康的飲食習慣有助於身體健康，飲食習慣的調整使越來越多的美國人具備了抵抗癌症的身體條件。研究證實，許多膳食成分可誘發細胞凋亡，某些食品中的抗氧化劑可抑制細胞自發性突變，大約有 1/3 的癌症患者死亡可以用實際可行的膳食方法避免。

科學的飲食習慣是：

1. 早飯要吃飽（30%）。
2. 午飯要吃好（40%）。
3. 晚飯要吃少（30%）。

在飲食方面，我個人並不過於強調食用哪些種類的食物。我

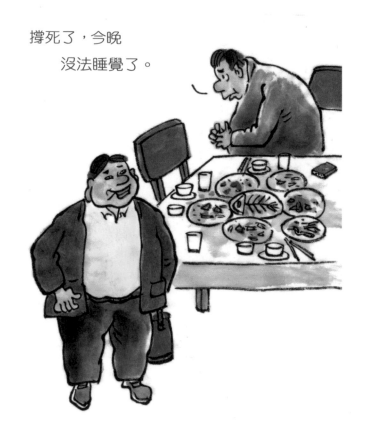

撐死了，今晚
沒法睡覺了。

　　強調早中晚三餐按「3:4:3」的比例分配，強調膳食結構要合理，並要有意識地增加保護性的營養，如維生素、胡蘿蔔素、膳食纖維等。我自己就是這麼做的，我這裡說的早飯要吃飽，不一定要吃得很飽，但早飯一定要吃，午飯一定要吃好，晚飯一般來說要吃少一點。

　　但是現實中我們的飲食情況是怎樣的呢？「早飯不吃了，中飯湊合熬，晚飯撐個飽。」特別是我們的企業界朋友，晚上請客，喝酒、碰杯，然後吃得撐個半死，早晨、中午就不吃了，這極大地影響了身體健康。晚上要適當控制一下自己，控制食量，不要

敞開懷來痛飲、大吃。為甚麼呢？因為你回去以後該休息了，胃腸也該休息了，但是你卻讓它們超負荷地工作，所以這樣對身體沒有好處。

　　還有一條我非常堅持的，「若要身體安，三分飢和寒」，不要吃得太飽，七八分飽最健康。這非常關鍵。一個人每頓飯都有飢餓感，很想吃，說明消化系統很健康，這是好事。但如果某頓飯吃得太飽，然後好幾頓都不想吃，這是最傷消化系統的。我們知道，長壽老人各有各的飲食習慣，有一些從科學的角度看還是不利於身體健康的，例如吃肥肉、抽煙、喝酒等。但所有的老壽星都非常堅持的一條，是大家一致的，就是不要吃太飽，吃到七八分飽，夠了，不要再吃了。如果大家愛惜自己的身體，這一條非常重要。特別是喜歡吃的東西，比如北方人回家，幾個朋友除了喝酒，比賽誰吃的餃子多，我吃五十個，你吃一百個，那就不得了，胃腸幾天都恢復不過來啊。

　　臨床上曾經有一個著名的小鼠實驗。小鼠分為兩組，一組給予低能量，一組給予高能量，所謂高能量就是給老鼠餵得很飽，低能量就是餵不飽，常呈半飢餓狀態。實驗結果表明，高能量的一組比低能量的一組小鼠的壽命短 30%，也就是說，每頓都吃得很飽的老鼠比不完全吃飽的老鼠短命 30%。而且，腫瘤的患病率也是低能量的一組較低。這是因為過多的食物提供的氧化物、飽和脂肪酸等都大大超過了身體的需要，對身體的傷害極大。臨床醫學研究表明，人類的情況十分相似。

## 我的飲食經

　　合理膳食總的原則是：飲食「多樣化」，多吃各種顏色的青菜、水果，多吃白肉，限制高脂肪尤其是動物性脂肪食物，限制酒精的攝入量。早中晚三餐按「3:4:3」的比例分配。

　　我是一日四餐，不是三餐，晚上還有一餐。我的一日四餐基本上也有一些原則：第一，不吃太飽。我每頓飯都只吃七八分飽。第二，蔬菜、魚多吃，我本來就很喜歡吃魚。第三，不刻意選擇，也不太忌口，飲食多樣。快餐、麥當勞我也吃，但只是偶爾吃，並不很刻意避免吃某些食物。平常的營養我覺得都能保證，除了吃魚和蔬菜，極少吃動物脂肪，要吃也是吃比較瘦的肉。

　　早餐我很認真對待，一定要吃。很多人的習慣是不想吃早餐或者隨便吃一點，這是不符合生理需求的，一定要培養自己吃早餐的習慣。這對於上班一族來說確實不容易，因為早上的時間不是很多，我也是經過幾年的訓練才形成習慣的。我的早餐食譜經常換花樣，包括很多食物，如牛奶、粥、一個半雞蛋、起酥、麵包等。我的早餐的量至少佔全天熱量的 30%。

　　夜裡我一般會再吃一點夜宵（我的胃不是很好，晚餐也不能吃很多，所以要吃一點夜宵）。吃夜宵也不能吃得多，就是一杯牛奶，加幾塊餅乾。有些女性擔心吃夜宵會發胖，主要是吃法要科學，最好在睡前兩小時吃，並避免油脂高的食物，如方便麵、油條、起酥等就不合適。油膩食物會讓消化變慢，延緩胃排空時間，導致夜裡睡不好，還容易發胖。夜宵比較好的選擇是一杯低脂牛奶加兩三片蘇打餅、清淡的湯麵或鹹粥、燕麥片等。

我不喜歡在工作忙的時候擠出時間來吃飯，而情願把吃飯時間往後推。一日四餐我是這樣安排的：早上 7 點半吃早餐，下午 1 點吃午餐，7 點半後吃晚餐，11 點臨睡前吃一點東西。兩餐之間時間相隔較長，就是要保證胃排空了再進食下一餐。雖然肚子餓時猛吃，吃很多能過嘴癮，但是這對胃對身體都不好，我現在就比以前體會得更深刻。以前喜歡吃的東西就拚命吃，吃太多導致胃潰瘍，現在改變了飲食習慣，胃潰瘍也好了。我總結了一下：若下一頓吃飯時感覺不想吃，就是前一頓吃太飽了；若是感覺餓很想吃，那就說明前一頓吃對了。

## 多樣化飲食有益健康

多樣化的飲食對健康有益。多樣化包括了全部或大部分的傳統食物群，比如蔬菜、水果、穀物、肉、魚和乳製品等，多樣化的飲食也包括了每種食物群的充分混合。營養專家建議，在一週內攝取 30 種或更多不同的食物，或者是一天中攝取超過 12 種不同的食物，這樣才是攝取基本營養素的理想飲食。如此以平衡食物成分之中潛在正面和負面的交互作用，使來自不同食物不同形式的營養素平衡身體整體的營養素。同時，多樣化的各色食物，將增加人們飲食的興趣。

不過，我覺得這樣有些教條，一般人很難做到，或者是不知道怎麼做，無所適從。我有一個建議，大家可以把一些相似的食物歸類在一起。

蔬菜類：如胡蘿蔔、南瓜、西紅柿、十字花科蔬菜、洋蔥、

菠菜等。

　　水果類：如蘋果、橙子、芒果等。

　　穀物類：如玉米、蕎麥、小米、紅薯、山藥、土豆等。

　　豆類：如大豆、綠豆等。

　　菇類：如黑木耳、香菇等。

　　肉類：如魚肉，雞、鴨禽肉，豬肉，牛肉等。

　　飲品類：如豆漿、酸奶、牛奶、綠茶等。

　　關於這些食物對健康的益處，很多報紙雜誌、飲食指南已有詳細的介紹，我就不多講了。我主要跟大家講一個膳食上的原則性問題，就是飲食多樣、均衡，適當搭配，相輔相成。

　　多數人想要實行健康的飲食，但如何辨認哪種飲食為優先可能是一大挑戰。通過家庭、朋友和大眾傳播媒體得到的大量信息，大部分似乎自相矛盾，以至於讓人無所適從。我告訴大家一個簡單的辦法，只要記住個別代表性的食物，多吃這類優質健康食品，但也不要刻意避免其他的食物，不要過於挑食，就可以了。俗話說，「尺有所短，寸有所長」。食物也是如此，沒有十全十美的食物，也沒有一無是處的食物。舉個例子，油炸食品是大家公認的不健康食品，但是它也有自己的優點，酥脆可口、香氣撲鼻，能增進食慾，供給人體部分油脂和脂溶性維生素等。從哲學上說，任何事物都是辯證的，攝入每種食物都有一定的好處，而營養再豐富、再完美的食物，攝入過量也會帶來或多或少的危害。因此，即使是垃圾食品也並非絕對不可以吃，關鍵是要懂得平衡自己的營養與熱量，懂得均衡調配飲食，減輕或避免垃圾食品對身體的危害。

例如，孕婦補充鈣時只吃含鈣食品，則補鈣效果並不佳，如果同時吃些富含維生素D的食品，則有利於鈣的吸收，其補鈣作用可成倍增強。用土豆燉牛肉既可以減少牛肉的油膩，又可以獲得土豆和牛肉中的營養，同時獲得多種營養成分。

　　每日選擇多樣化的食物，還應符合另一個重要的營養忠告：「以均衡及適度為目標」。均衡的飲食包括適足但不過量地攝取各種營養素和食物種類。舉例來說，蛋白質食物，比如紅肉、魚和禽畜是良好的鐵質來源，但不是攝取鈣質的良好途徑；而牛奶和奶製品屬於高品質的蛋白質食物，富含鈣質，卻缺少鐵質。於是，在日常飲食中，有規律地攝取這兩種食物群是一個達到補充鈣質及鐵質均衡的好方法。

　　適量與均衡和多樣化的飲食相輔相成。例如，適度地攝取脂肪是健康飲食最根本的要求，因為足量的脂肪（大約 15% 飲食所含的總能量）對健康相當重要，但過量卻可能導致肥胖和心臟病。以此為基礎，偶爾攝取高脂肪食物可使飲食多樣化，卻不至於犧牲健康飲食的品質，特別是各種油脂和油類是有所變化的。所以，我幾乎甚麼都吃，平常除了多吃蔬菜、水果、魚、牛奶、豆類外，也吃少量的動物肉，包括少量的動物脂肪。

## 吃肉大有講究

　　營養學裡通常將肉分為紅肉和白肉兩種。紅肉指牛肉、豬肉、羊肉等，以及用紅肉加工的香腸、漢堡牛肉餅和煙薰、硫化、鹽製的肉食（如火腿、醃肉）等；白肉主要指魚肉、雞肉、鴨肉。

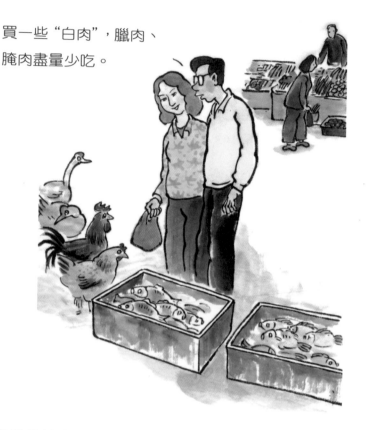

買一些"白肉"，臘肉、
腌肉盡量少吃。

在眾多營養健康專家的倡導下，如今越來越多的人知道吃肉也有
講究，應少吃紅肉，多吃白肉，最好不要吃醃臘熏烤肉。因為雞、
鴨、魚這類白肉比豬、牛、羊這類紅肉含有更少的飽和脂肪酸。

哈佛大學沃爾特教授主持進行的一項歷時六年的研究發現，
每日進食約三兩紅肉的女性患結腸癌的風險比每日進食少於半
兩紅肉的女性高 150%，而且紅肉攝入量越高，患癌症的風險越
大！實驗室研究證實，熟肉中的雜環胺對囓齒類動物的乳腺和結
腸有致癌作用。肉類在燒烤、焙製和煎炸過程中，表面會產生多
種雜環胺，是已知的致癌物質。英國的一項流行病學調查認為，
肉食的攝入確實與乳腺癌的危險性上升有關。許多研究資料證

明，肉食（特別是紅肉）和加工肉食品的大量攝入，是導致大腸癌、前列腺癌和胰腺癌的肯定危險因素。北加利福尼亞大學的研究者發現，每星期至少吃一次熱狗的年輕人，患腦部腫瘤的危險比不吃熱狗的孩子要高一倍。另外，特別愛吃其他熏醃製紅肉食品（如火腿、熏肉和香腸）的年輕人，患腦腫瘤的機會要比一般人高出 80%。

英國最近有兩項重要的營養報告建議，人們對紅肉或加工後肉食的攝入應有所減少，至少不應再增加。世界癌症研究基金會的報告建議，如果飲食中非要包括紅肉的話，其所提供的熱量應少於每日攝入總熱量的 1/10（即每日攝入的紅肉量限制在二兩以下）。最有效的方法是以白肉代替紅肉。我建議大家多吃魚肉，魚肉的肉質細嫩，比畜肉、禽肉更易消化吸收，對兒童和老人尤為適宜。此外，魚肉的脂肪含量低，不飽和脂肪酸佔總脂肪量的80%，對防治心血管疾病大有裨益。魚肉中含有的 Omega-3 多元不飽和脂肪酸可抑制惡性腫瘤的生長。達特默斯醫學院的羅巴克博士所進行的動物實驗顯示，給動物餵以 Omega-3 會減少動物患胰腺癌的風險；紐約斯特朗癌症防治中心主任丹嫩伯格博士指出，魚肉中的 Omega-3 脂肪酸能刺激機體解毒機制當中酶的作用；美國沃爾特教授的研究指出，每日吃 2 ～ 4 次魚肉可使人患結腸癌風險下降 25%。

## 合理烹調，葷素搭配

前面我講到多吃白肉，少吃紅肉，但這並不意味着要走向另

搭配，妙在搭配。

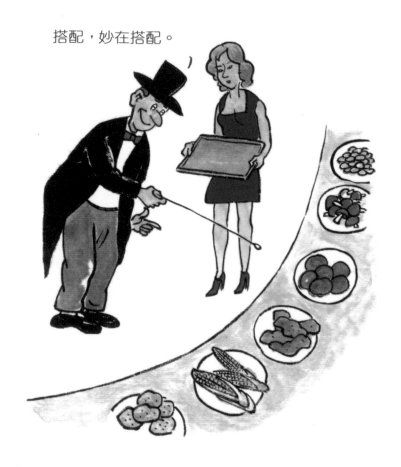

一個極端——完全拒絕吃紅肉，問題的關鍵是吃法要科學。紅肉中飽和脂肪的含量確實比白肉多，但也不是一定有害，它能提供充沛的熱量。紅肉富含礦物質，尤其是豐富的鐵元素。中國人尤其是女性普遍缺鐵嚴重，因此食紅肉可以達到補充鐵元素的目的。

　　人必須有飽和與不飽和兩種脂肪酸才能生存。不飽和脂肪酸可用於調整人體的各種機能，排除人體內多餘的「垃圾」，也就是由於攝入了過量的飽和脂肪酸後形成的多餘的脂肪。如果人體缺少不飽和脂肪酸，各方面的機能就會產生一系列變化。首先，前列腺素 PGE1-PGE3 就不能合成，將會引發前列腺炎症。

其次，免疫、心腦血管、生殖、內分泌等系統就會出現異常、發生紊亂，從而引起高血脂、高血壓、血栓病、動脈粥樣硬化、風濕病、糖尿病、皮膚粗糙、加速衰老等一系列疾病。生活中，很多人莫名其妙就得上了這些病，自己一直找不到病因，追根溯源就是身體內缺少不飽和脂肪酸。

美國哈佛大學的研究證實，導致血脂、壞膽固醇升高的「元兇」，其實並不是天然的脂肪食品，而是對天然脂肪食品不健康的加工方式，如油炸以及過度加工的精製麵粉和糖。不飽和脂肪由於其性狀不穩定、易氧化，尤其是高溫處理時極易被破壞，而血液中的血脂和壞膽固醇正是由脂肪被氧化後形成的固化物堆積所致，白肉中所含不飽和脂肪固然較紅肉多，但在高溫烹飪如油炸、微波爐環境下，不飽和脂肪被氧化後產生的自由基即毒素，已足以將其營養價值變成負值。

所以，應盡量少用醃、熏、烤、油炸等方法烹調肉類等食物，可採用蒸、燉等方法，這種方法處理的肉類所產生的致癌物少，葷素搭配，食不過量。

水煮和燉湯時，應該吃肉喝湯兩者兼之。一些人誤認為喝湯最能充分攝取肉中養分，實際上燉湯時大部分營養物質並沒有從組織細胞中滲出進入湯中，如果僅喝湯而不吃肉無疑是本末倒置。

## 適量補充維生素和微量元素

不久前，維生素在太平洋兩岸再次成為熱門話題。美國2007年2月出版的國際權威醫學刊物《美國醫學會》雜誌，發表

了一項由多國研究人員共同完成的研究成果。這項研究顯示，服用維生素 E 死亡率增加 4%，服用胡蘿蔔素死亡率增加 7%，服用維生素 A 死亡率增加 16%，沒有證據表明維生素 C 能延年益壽。接着，國內某媒體對這項研究進行了報道，掀起了軒然大波。一時間，各種觀點針鋒相對，褒貶不一，老百姓更是無所適從。我個人認為，美國研究表明了維生素過剩會導致副作用，但是根據目前中國人的膳食結構以及地區、城鄉差異，還是應該適當補充維生素。我一直都在吃多種維生素，這個習慣已經保持 35 年了。我認為這樣才能保證足夠的維生素攝入。

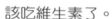

該吃維生素了。

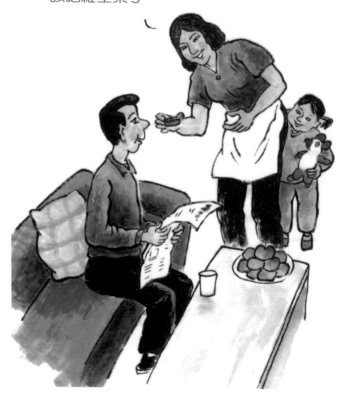

# 戒煙限酒

　　吸煙可以導致 40 多種致命疾病，包括口腔癌、食道癌、喉癌、肺癌、胃癌等，幾乎所有的人體組織、器官或系統均可受到吸煙的危害。據了解，全世界每年死於與吸煙有關疾病的人數高達 300 萬，相當於每 10 秒鐘就有 1 人死亡。專家預計這一數字在 2020 年將上升到 1000 萬人。

## 吸煙危害健康

　　煙草危害已成為當今世界最嚴重的公共問題之一，也是人類健康面臨的最大問題。吸煙也是我國非常嚴重的一個大問題，目前，我國的煙草、捲煙產量及吸煙人數均居世界首位。據統計，我國 15 歲以上的男性抽煙率是 53%，女性也接近 5%，吸煙者多達 3 億，佔世界 11 億吸煙總人數的四分之一。大量研究證實，香煙產生的煙霧中包含 4000 多種化學物質，其中 69 種為致癌物，有一些也是清漆、DDT（又叫滴滴涕）殺蟲劑、毒藥、指甲油洗滌劑和老鼠藥所包含的成分。幾乎所有的人體組織、器官或系統均可受到吸煙的危害，其中最敏感的部位是呼吸系統、循環系統、神經系統和消化系統，免疫系統也被認為很有可能受到吸煙的破壞。長期吸煙，香煙中包含的灰、焦油、有害氣體和其他毒素會損害人的身體，損害人的心臟和肺部，使人的味覺和嗅覺變得遲鈍，同時減弱身體抵抗感染的能力。

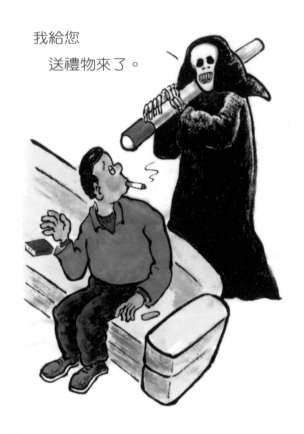

我給您
送禮物來了。

　　吸煙有害健康，大家都清楚這個道理。但為甚麼還屢禁不止呢？現在很多戒煙不成功或不想戒煙的人自我安慰說「飯後一支煙，勝似活神仙」，說抽煙可以增強記憶力，思維敏捷，可以調節情緒，甚至提高工作效率。在 SARS 的時候，還有很多人認為「吸煙可以防止 SARS 感染」。誠然，煙草裡所含有的某些物質如煙鹼等吸入後可能會有某些作用，但是，吸煙的壞處遠遠多於這點「益處」。

　　很多年前，大家在電視上，或是火車站等公共場所經常可以看到一個大廣告牌子：一個棕黃色皮膚、身着牛仔裝、嘴中叼一支香煙、胯下一匹棗紅色駿馬、目光深邃的酷小伙。他就是

曾經迷倒大批少男少女的萬寶路形象代言人。但是他很不幸，在60歲之前就死於肺癌。他死前說了一句真心話：「我是被香煙害死的，為了香煙，死得不值啊，告訴孩子們千萬別沾香煙！」

有人說鄧小平同志抽煙抽到92歲。實際上，他在80多歲時咳嗽就很嚴重了，我們十幾個大夫勸鄧小平同志說，您不要抽煙了。他問：「抽煙真的是危害這麼大嗎？」大家異口同聲地回答：「是！」他說：「那好吧，那我就不抽了。」然後把煙頭一摁，第二天他真的就不抽了。抽了幾十年的煙，說戒就戒，他就有這個能耐啊。

## 吸煙與肺癌

因為專業的關係，我着重談一下吸煙與肺癌的問題。20世紀80年代初，英國、德國和美國的男性人群中肺癌的發病率開始上升。當時醫學界提出了各種各樣的理由，但並沒有認為吸煙是重要的原因，只把注意力投向柏油馬路上的塵埃、工廠的污染氣體和燃煤產生的煙霧等。90年代國際醫學界相繼發表了5個大型的病例對照研究的結果，所有這些研究都顯示吸煙與肺癌有密切的聯繫。同期英國腫瘤學雜誌發表了一篇著名的研究文章，通過50年觀察，比較不抽煙的、已經戒煙的和還在抽煙的三組人群的腫瘤發病率，發現每日抽煙支數跟多個腫瘤是完全成正比的，抽得越多，腫瘤的發病率越高。特別是肺癌的患病率增加10～20倍，喉癌高6～10倍，冠心病高2～3倍，都非常明顯（見下頁表）。根據對這些事實的分析，研究認為，近半個世紀以來煙草消費量的增加，或許能說明和解釋在多個國家肺癌患

者急劇增加的原因。目前全世界每年死於與吸煙有關疾病的人數高達 300 萬人，相當於每 10 秒鍾就有 1 人死亡。專家預計這一數字在 2020 年將上升到 1000 萬人。

上海市曾做過一個調查統計，進行市區男性吸煙與惡性腫瘤死亡的前瞻性研究，跟蹤隨訪了一萬八千多名男性居民（年齡在 45 ～ 64 歲間），每年隨訪一次，發現死於肺癌的有 419 人，並且隨着吸煙量的增加，肺癌的發病率也逐漸增加。結論是肺癌的發病率與抽煙的關係非常密切。不抽煙的話，肺癌的病死率是 43.5%/10 萬，而抽煙的（每天超過一包），則是 411.7%/10 萬，兩者之間相差近 10 倍。這個調查統計為時 13 年，樣本量大、非常科學，說明吸煙是上海市區中老年男性肺癌死亡的重要原因。

吸煙與腫瘤死亡率［人／（年‧ 10 萬）］關係

（英國醫生 50 年來對腫瘤死亡的觀察）

| 腫瘤種類 | 死亡例數 | 非吸煙者 | 吸紙煙者 | | | | | 其他吸煙者 | |
|---|---|---|---|---|---|---|---|---|---|
| | | | 曾吸煙 | 現吸煙 | 每日吸煙支數 | | | 曾吸煙 | 現吸煙 |
| | | | | | 1~14 | 15~24 | ≥ 25 | | |
| 口腔癌 | 13 | 19 | 13 | 7.1 | 4.0 | 3.7 | 15.9 | 4.4 | 6.8 |
| 喉癌 | 40 | 0 | 26 | 10.3 | 6.0 | 8.5 | 17.3 | 2.9 | 4.7 |
| 肺癌 | 1052 | 16.9 | 68.8 | 249.0 | 130.6 | 233.8 | 415.2 | 69.8 | 129.8 |
| 食道癌 | 207 | 5.7 | 20.1 | 34.4 | 21.2 | 34.4 | 50.0 | 18.9 | 25.1 |
| 胃癌 | 324 | 28.1 | 25.4 | 41.9 | 38.5 | 47.6 | 38.8 | 28.1 | 37.5 |
| 胰腺癌 | 272 | 20.6 | 30.5 | 39.4 | 37.9 | 31.3 | 52.9 | 15.9 | 32.1 |
| 腎癌 | 140 | 9.3 | 13.2 | 16.2 | 16.4 | 16.6 | 15.5 | 12.1 | 18.2 |
| 膀胱癌 | 220 | 13.7 | 22.6 | 38.8 | 37.7 | 31.8 | 51.4 | 14.5 | 24.5 |
| 肝癌 | 74 | 4.4 | 5.7 | 13.6 | 10.7 | 2.6 | 31.3 | 8.1 | 8.3 |

1990 年，英國做了一個前瞻性的科學研究，對男性在不同年齡（至 75 歲）戒煙後的肺癌累積死亡危險率進行調查。研究結果發現，隨着戒煙年齡的增加，肺癌的病死率也逐漸增高。也就是說，越遲戒煙，肺癌發病越多（見下圖）。

戒煙年齡與肺癌累積死亡危險率關係圖

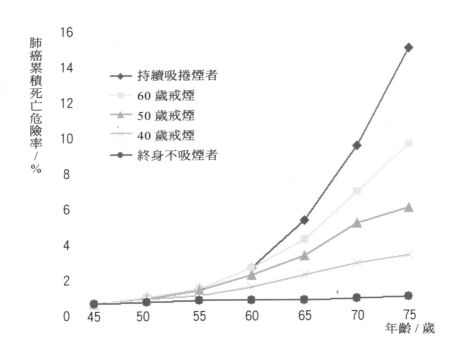

　　我國的研究也顯示，男性吸煙者慢性阻塞性肺疾病（COPD）的總患病率較非吸煙者高一倍，而較女性高兩倍。如果已患上慢性阻塞性肺疾病者仍然吸煙，其肺功能急劇下降，少則五年，多則十年，將出現活動後氣促等症狀。

## 即使少許二手煙也很危險

　　不吸煙者每日接觸吸煙 15 分鐘以上即為被動吸煙。主動吸煙的危害性大家都已經很了解，但是被動吸煙的危害性卻常被我們忽略。人們總認為自己不吸煙，煙就害不到自己身上，其實不然。美國權威研究最近發表報告指出，被動吸煙（俗稱「吸二手煙」），其危害比原先外界所知道的更大。二手煙可導致不吸煙者患癌症，還會導致呼吸問題和心臟疾病。受二手煙影響的人更容易患普通感冒和流感，與不受二手煙影響的人相比他們常常

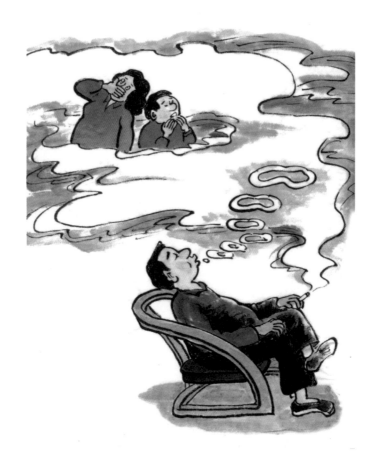

壽命較短。

受二手煙危害最大的是密切接觸者，即自己的親人和好友。一份英國的統計顯示，愛人抽煙的支數、包數，跟配偶得腫瘤的數量是成正比的，尤其是肺癌、腺癌的發病率明顯增高。每天跟一位煙民老公或男友一起生活的女性，患子宮頸癌的機會比配偶不吸煙的婦女高 40%。專家們在試驗中發現，無論是吸煙婦女還是不吸煙的婦女，其子宮黏膜上都凝集着大量的尼古丁的代謝產物可替寧，這種現象說明，在充滿煙霧的環境中工作，不吸煙的婦女同樣受其害。

吸二手煙還會危害新生嬰兒的健康。英國專家的研究表明，如果新生兒父母有一方是「煙民」，則無異於他們的孩子也在「吸煙」，甚至父母的衣服也是嬰兒吸二手煙的來源。研究結果顯示，如果父母中有人在家裡吸煙，他們的孩子尿液中尼古丁代謝產物可替寧的含量，平均是「無煙」家庭新生兒的 5.58 倍；如果嬰兒平常與父母同睡，則體內可替寧含量更高，這或許是因為他們與父母留有煙味的衣物有更多的接觸的緣故。

我是非常反對抽煙的。在美國，大部分公共場所都已經實現禁煙，這使煙民數量不斷下降。相應地，全美肺癌發病率在 20 世紀 90 年代開始出現下降趨勢，但女性肺癌發病人數卻在上升，這與美國男性吸煙人數在減少、女性吸煙人數在增加的趨勢相吻合。不過，在全美約 3 億人口中，仍有 1/4 的人吸煙，儘管他們知道吸煙可能導致肺癌、心臟病和中風等疾病。對此，美國癌症預防學會總幹事塞弗林感慨地說：「我們已經到了非加強禁煙教育不可的時候了。」很多專家認同這個觀點：大力戒煙既有

利於自己，也有利於家庭成員的身體健康，戒煙 1 ～ 2 年後，呼吸道上皮細胞的不典型改變有向正常細胞逆轉的趨勢，5 年後肺癌的發病率有明顯下降，15 年後就會和不吸煙人群相仿。

## 今天就戒煙

我在臨床上碰到一些肺癌患者，在戒煙一兩年後發病，就以為是由於戒煙得了肺癌，因為戒煙之後常常覺得渾身不舒服，影響食慾、睡眠等，還不如不戒煙時，吃得下、睡得着，也不會得病。這種想法是完全錯誤的。美國報道，吸煙者的平均死亡率為戒煙者的 10.8 倍，並發現從青少年開始吸煙的肺癌發病率為 25 歲以後吸煙者的 1 倍左右。對已戒煙者進行調查統計分析，停止吸煙 2 ～ 10 年後，肺癌危險性比從不吸煙者仍高約 8 倍，戒煙 10 年以上者還高約 2.2 倍。另有一些調查研究指出，戒煙後可使肺癌發病率明顯下降，戒煙 15 年後可降至不吸煙者的水平。

戒煙的好處很多，試想：我會立刻感到更健康，牙齒會更白，呼吸會更新鮮，咳嗽會減少；我會有更多的錢可用；在我的有生之年，將減少患癌症、中風、提前死亡和皮膚起皺的危險；我會為孩子們樹立一個正確的榜樣；不會再讓別人由於我而受到二手煙的危害……

對有志於戒煙的同志，我教給你們一個方法，你們可以照着做，肯定會有好的效果。

首先，提醒你的親人和朋友們，你今天開始戒煙了。請他們在開始幾天和幾週內支持你、鼓勵你，幫助你渡過難關。

保持繁忙。①把每天的日程安排得滿滿的。看電影，打球鍛煉，走很遠的路，騎自行車等。②盡量在禁止吸煙的場所打發業餘時間。如上商場、圖書館、博物館或劇院等。③當不由自主地想要在手中拿一支煙時，嘗試握住另一件東西，例如一支筆、一個玻璃球或一個水杯。④多飲水和果汁。避免飲酒，酒容易促使你吸煙。

避開觸發因素。飯後不要吸煙，站起來，刷牙或去散步。做使自己無法吸煙的事情，去禁止吸煙的地方，如果必須去會令你想吸煙的場所（聚會或酒吧），請與不吸煙的人在一起（記住大多數人是不吸煙的）。

計劃獎勵自己。戒煙可以省錢，你可以編製一份清單，然後用省下的「煙錢」買這些物品。你也可以為自己買點東西慶祝。當然，更重要的是，在戒煙後 20 分鐘之內，有毒的氣體和尼古丁開始離開你的身體，你的脈搏和血液中的氧氣回到正常水平，幾天之內，你會發現自己的味覺和嗅覺改善，呼吸通暢了，「煙咳」慢慢消失。

找一些新事情做。從戒煙開始第一天起養成一些新的習慣，你可以嘗試做下列事情：

鍛煉身體。每天都抽出時間鍛煉身體，或參加健身小組。運動既能轉移注意力，還能消耗熱量，有助於控制體重。如游泳、跑步、打網球、騎自行車或投籃。

不要讓雙手閒着。玩拼圖遊戲或做針線，製作一些小手工藝品，在花園中勞作或做家務。

享受清潔的口感。經常刷牙，並使用漱口水。

當你想取一支煙來抽的時候，不妨站起來活動一下。

抵制誘惑，不怕挫折。戒煙不容易，許多戒煙者經歷多次嘗試以後才取得成功。如果你在初期沒有經受住誘惑，吸了一兩支煙，不要灰心，不要過於責備自己，遭遇一兩次挫折並不意味着失敗，也不代表無法永久戒煙。但是，也不要對自己過於寬鬆，遭遇挫折時不要說「反正吸煙了，乾脆把這一包吸完」，而是要立即恢復戒煙。

## 適量飲酒並非人人有益

我國傳統醫學對酒的描述是：「活血通脈。消愁遣興。少飲壯神。多飲傷命。」通常適量飲酒後，能使心跳加快，血流加快，所以在寒冷的時候，可以起到穩腸胃、防風寒、活血通絡的作用。一直以來，大家認為適度飲酒有利於健康，美國佛羅里達大學老年研究所的研究人員也認為，少而適量飲酒的老年人患心血管疾病的概率較低。他們收集了 2500 名年齡 70 ～ 79 歲老年人的信息，這些老年人沒有一個患有任何一種類型的心臟病，其中半數人向來滴酒不沾，而另一部分人則是適度飲酒者。研究人員對這些人群進行了為期五年半的追蹤調查，期間有 307 人死亡，383 人患過心臟病。他們發現每週飲酒 7 次者比完全禁酒者的死亡概率低 27.4%，並且患心臟病的概率也低 29%。

但是，這種普遍性的肯定適量飲酒的說法最近遭到質疑。美國加利福尼亞大學的科學家公佈的一項最新研究結果表明，在某些情況下，一週喝上兩杯酒會增加一些老人的死亡危險。那些飲

酒量為中度或重度的老者，如果還伴有一些其他病症，如痛風或潰瘍類疾病，或同時服用一些能與酒精產生不利的相互作用的藥物，其所面臨的死亡危險與那些喝酒很少或喝酒但沒有上述疾病的老者比較要高出 20%。

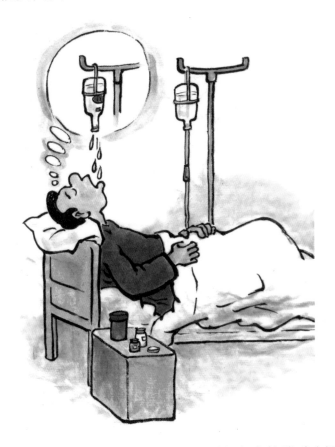

　　我想，關於適量飲酒可以降低心血管疾病的發生以及降低由心血管疾病引起的死亡率的研究，並沒有考慮酒精與其他一些病症或藥物之間可能產生的不良反應。適量飲酒對那些沒有其他病症的老者來講或許是一種健康的選擇，但是，對於那些需要服用一些常用藥物，如安眠藥、關節鎮痛藥或患有抑鬱症和腸胃疾

病的人來講，同時飲酒會產生一些不安全的後果。因此，適量飲酒所能產生的健康效益，因人而異，不能一概而論。

　　但是，可以肯定的是飲酒過度甚至暴飲，對身體有許多危害。酒是一種純熱能食品，而且熱能含量較高，飲酒過多，熱能攝取多，其他營養都被擠掉了，因而很容易發生蛋白質、礦物質和維生素的缺少，例如缺電解質鉀、鎂可影響心臟、神經，酒精中毒的神經症狀更為嚴重。由於喝酒時喝入大量水分，因而使腎的排泄量增加，大量維生素和礦物質就會從腎排除，從而使上述的營養更為缺少。酒會影響食慾，又有刺激性，能刺激胃腸道黏膜，使黏膜充血，發生急性胃炎。由於酒精的長期刺激，會使舌血管發生癌變，也容易形成慢性胃炎和腸炎。飲大量的烈性酒會導致急性胰腺炎，長期飲酒，則會形成慢性胰腺炎，使胰腺不能分泌消化酶，而形成慢性腹瀉，以致營養素吸收不良。酒能影響中樞神經和自主神經系統，飲酒者非常容易發生神經官能症，如頭痛、出虛汗、健忘、眩暈，甚至發生類似精神分裂的症狀。酒精吸收進入肝臟以後，能直接作用於肝實質細胞，出現類似脂肪肝的症狀。如長期過多飲酒，就會演變為脂肪肝，再嚴重則會變成肝硬化。

# 適當運動

　　甚麼時候，你把體質鍛煉和功能鍛煉看成跟吃飯、工作、睡覺一樣，是生活中不可或缺的重要組成部分，那麼，你的精神境界將會達到一個新的高度。

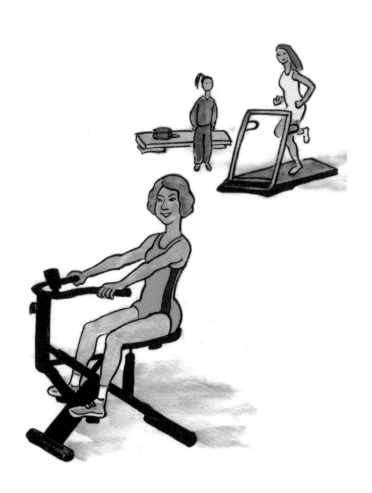

在我的健康詞典裡面，幾十年來都沒有離開過兩個字——鍛煉。我在北京醫學院上學時，練的是田徑，我相信自己良好的體質就是從那時打下的基礎。雖然現在我已經離開了競技賽場，但打球、跑步、游泳……我甚麼都玩，週五打籃球，週日打羽毛球。即使再忙，只要有 10 分鐘，我都會抓緊時間鍛煉，例如在家裡跑跑步，我的跑步機就擺在臥室的床邊。

瑞典科學家對 3206 名 65 歲以上的老年人做了長達 12 年的追蹤調查，發現每週堅持鍛煉 1 ～ 2 次可以延年益壽，運動項目包括騎自行車和步行。如果偶爾鍛煉一下，也許可以降低死亡機會 28%，而每週堅持鍛煉則可降低死亡機會達 40%。這項研究還發現，每週運動次數多於 1 ～ 2 次並不能在 40% 的基礎上再有提高。

不過，現在不少人的運動存在一個誤區，就是以為打打球、散散步，禮拜天去游游泳、爬個山，出身汗就達到運動目的了。其實，我們還需要關注體質鍛煉和功能鍛煉。我所講的體質鍛煉和休閒運動是兩回事。

我們先看看人從出生到 70 歲一生的體質情況。從出生到 30 歲以前，體質處於上升期，到了 30 歲左右達到高峰期，這個時候你可以參加比賽，等等。30 歲以後，人的體質開始下降，這個時候就需要進行體質鍛煉。四五十歲以後，體質開始衰退，這個時候就需要進行功能鍛煉。

這幾個概念是不一樣的。那麼，體質鍛煉是甚麼呢？就是通過某一種運動手段使人體各個系統發生功能性的改善。甚麼功能呢？有這麼幾個：

第一個是力量，包含了肌肉力量、骨骼功能和關節功能等。但是很多人到了我這個年齡這項功能衰退了，所以腰也彎了，肘也吃力了，肌肉也萎縮了。

第二個是速度和靈敏性，代表一個人的生理反應能力。

第三個是耐力，代表一個人的心肺功能，也就是人的內臟功能，主要是呼吸功能和心臟功能。

第四個是柔韌性，代表一個人的身體協調能力，是一種高級表現。有的人滑一滑，就骨折了；有的人一滑，會順勢一轉，在地上一滾，又起來走路了。為甚麼呢？因為他有柔韌性，身體協調功能好。

給大家舉個例子來理解「用進廢退」原理。「神舟六號」的宇航員費俊龍、聶海勝，在太空中待了近 120 個小時，出艙時是被人抬出來的。為甚麼呢？因為他們在空中失重了，腿部活動很少，負重少，用力少，時間一長就「廢退」了。一下到陸地，肌肉的力量下降了 2/3，骨骼的重量下降了 30%，他們的腿部失去功能了。要是他們站起來的話，會骨折的。我們也是一樣，如果整天坐在那兒一動也不動，當再去活動的時候，功能就不行了。

男人的肌肉，它的質量與男性荷爾蒙關係很密切。青壯年的時候，荷爾蒙分泌旺盛，主要是肌肉，脂肪佔少數；中年以後，荷爾蒙分泌下降，脂肪多了，肌肉少了；老年以後，肌肉更少了，剩下的是皮膚和骨頭。人總有這麼一個過程。但是如何延緩這個過程呢？這就需要肌肉運動，需要體質鍛煉，男女都需要。

女性一出生天真可愛，十八九歲亭亭玉立，二三十歲風韻十足，四五十歲開始黯淡無光，進入更年期了，煩躁不安，喜怒無

常，最後就老態龍鍾了。人的規律永遠是這樣。但是怎樣才能夠延緩這個過程呢？這需要肌肉運動。

我們知道，女性的雌激素很重要，雌激素的分泌能使肌肉、皮膚、乳腺、肌肉等各個方面都豐滿發達。一旦雌激素的分泌下降，各個方面就會開始退化。看看你的老母親或祖母，本來年輕時候挺高的，但是到了七八十歲，矮了 10 厘米，為甚麼呢？骨質酥鬆壓的。據統計，我國 50 歲以上人群，50% 患有骨性關節炎或骨質酥鬆症；65 歲以上人群更嚴重，有 80% 患骨性關節炎。40 歲以上女性更是重災區，因為女性的雌激素分泌下降，導致骨質酥鬆，容易發生骨折。

但是通過肌肉和骨骼的鍛煉，「廢退」是可以延緩的。肌肉的運動可以形成良性的血管按摩，使血管不容易硬化，而保持彈性。

在四大要素裡面，各有各的鍛煉，力量就是肌肉和骨骼的鍛煉；而靈敏是神經系統的鍛煉；耐力則是有氧代謝，對肺和心臟功能的鍛煉。

美國加州前州長阿諾舒華辛力加，年輕時曾經是一個健美世界冠軍，但是後來鍛煉少了，到了 60 歲，全身肌肉都鬆垮了。

我年輕的時候，在北京醫學院，遠遠沒法跟這個阿諾舒華辛力加比；到 70 歲，我的年齡比他大 10 歲，但還具有年輕人的體型和肌肉。為甚麼呢？就是因為我經常進行肌肉鍛煉。到現在我還喜歡游泳、打籃球。

1984 年，48 歲，打籃球⋯⋯

2003 年 SARS 以後，68 歲，打籃球⋯⋯

2006年多哈亞運會後，廣州火炬傳遞活動，負責最後一棒。

所以，我非常主張大家要有適當的運動。運動要有適當的量，而不是像過癮一樣，每天運動到筋疲力盡。

過度運動導致死亡的例子很多：

像前面說到的北京愛立信（中國）通信有限公司前總裁楊邁，出差上海回到北京後到健身房鍛煉，死在跑步機上。猝死，終年54歲。

報紙曾報道一名大學教師，凌晨1～2點睡，早上5點起床，長時間睡眠不足，還參加30多門課考試，在鍛煉時又連續做了100多個俯臥撐，結果心臟病猝死，終年46歲。

## 步行是世界上最好的運動

假如太累了，不要勉強去鍛煉，走走路、散散步，調整一下就行。這裡面要講究科學。怎麼科學法呢？對於上班一族和上了年紀的，很重要的就是有氧運動。有氧運動和無氧運動是相對立的。有氧運動就是不要做那麼劇烈的運動，具有代表性的有氧運動包括：慢跑、游泳、健美操、登山、越野行走、跳繩、各種球類運動以及快步走等。這些運動可以使你的心率加快、呼吸加深，充分調動機體的運動及調節潛能，隨着血液循環的加快、呼吸的加深，把機體深處的代謝廢物最大限度地排出體外。有氧運動是有別於極限運動的，極限運動可以說是對人體生理極限的挑戰，如馬拉松、鐵人運動、越野賽等，正常人不經過專業訓練是無法完成的，在沒有準備的情況下盲目追求，對身體弊多

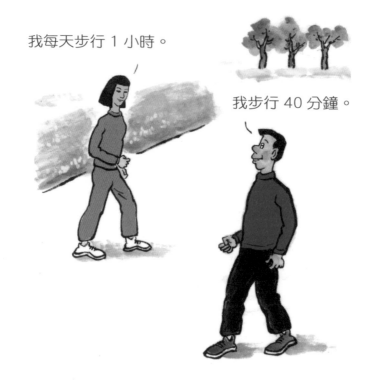

我每天步行 1 小時。

我步行 40 分鐘。

利少，甚至是有害的。比如說心臟，劇烈運動時心臟突然跳動很快，這對於中年以上的人就不太適合。中年以上的人應該進行有氧運動，就是比較溫柔、舒適、緩慢的，讓心率持續地增加一段時間，這種鍛煉是好的。

　　這樣的鍛煉是甚麼呢？有兩種。一種是平時七八十歲老人做的一些鍛煉，比如說練太極拳。還有一種是世界衛生組織推崇的，步行，比如，快步走。因為快步走既不需要特殊條件，又不會對骨關節造成損傷。快步走時，步伐要大，並用腳跟着地。這樣，會對骨骼產生一定的機械刺激，具有撞擊性運動項目的特點，對於增強骨骼強度、防止骨質酥鬆具有良好的效果，而且不會使心臟跳動一下子慢一下子快。這是有根據的，世界衛生組織

對 1645 例 65 歲以上的老人做了 4 年以上的前瞻性研究，比較每個禮拜步行超過 4 小時和少於 1 小時的兩組人群，結果驚奇地發現，每個禮拜步行超過 4 小時的組比每個禮拜步行少於 1 小時的組，心血管發病率減少 69%，病死率減少 73%，這是很驚人的差別啊！

我現在還堅持跑步，不過一般在下午。早上不太適合大量運動，人的生物鍾是比較適合下午運動的。運動是不是要天天堅持呢？也不見得。一個星期運動四次左右就可以了。我現在的運動一般是這樣：在跑步機上跑大約半個小時，先是快走，然後再跑。運動的量以心率為標準，我的基礎心率是 60 次／分，跑到 120 次／分就夠量了。我的年齡已經不適合做無氧運動了，而是適合有氧運動，所以心率不能太快。其他像游泳、體操、拉力鍛煉等節奏比較平均的運動，我也會做。

## 青少年「高身材，低體質」令人擔憂

青少年體質健康下降問題已成為日益顯著的全球性難題，美、日、韓等國都先後出現過類似情況。據世界衛生組織統計，全球大約有 2200 萬 5 歲以下的兒童超重。兒童和青少年 II 型糖尿病過去聞所未聞，而現在這類病例已經開始在全世界出現。在英國，2～10 歲兒童超重率從 1995 年的 23% 上升到 2003 年的 28%。在中國，城市兒童超重亦呈快速上升的趨勢，國外媒體也開始關注這一問題。《今日美國》報道稱，中國肥胖少年兒童的增長速度就像中國經濟的增長速度一樣快，這引發了人們的擔

憂，中國孩子很可能也會遇到美國式的肥胖問題。中國經濟的飛速發展使中國家庭的餐桌更豐盛，財富的不斷增多也影響了人們的生活方式，包括體力勞動減少，徒步或騎車出行的機會減少，經常坐車和長時間上網。根據中國教育部的數據，在中國 10 ～ 12 歲的城市兒童中，有 8% 被認為是肥胖的，還有 15% 被認為超重。這已經接近美國的相關數據，根據美國衛生與公共事業部門 2006 年的報告，6 ～ 11 歲的美國兒童中，有 18.8% 的人超重。《英國醫學》雜誌則表示：中國在肥胖方面也在追趕西方的速度。1985-2000 年，中國肥胖兒童增加了 28 倍。

相關部門報告，我國青少年的體質健康正處於持續下滑的階段。從 1985 年開始，中國進行了 4 次全國青少年體質健康調查。結果顯示，最近 20 年中國青少年的體質在不斷滑坡。在全國 3 億青少年中，或肥胖或營養不良的佔 15% 以上，也就是說這個數字超過了 4500 萬人；在初中階段，學生近視率超過 50%，高中階段為 76%，而大學階段則為 83%，變化趨勢真是觸目驚心。2002 年的營養調查分析表明，在 7 ～ 17 歲的學生中，肥胖、超重的孩子的疾病危險高於正常體重的孩子，他們的血壓也高於正常孩子，包括代謝綜合徵，血糖高、血壓高、冠心病的危險因素都高於正常體重的孩子。對於現在青少年的體質，有專家概括為「硬、軟、笨」。硬，即關節硬；軟，即肌肉軟；笨，即長期不活動造成的動作不協調。令人擔憂的是，在全國青少年的身高、體重等形態發育指標持續增長的同時，其肺活量、速度、力量等體能素質卻持續下滑，據 2005 年調查，7 ～ 18 歲男女青少年的肺活量較 2000 年下降 300 mL（下降 10% ～ 15%），

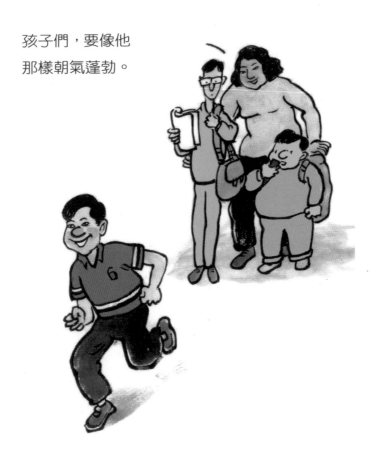

孩子們，要像他
那樣朝氣蓬勃。

立定跳遠、50 米跑速度均明顯下降。可以說，「高身材、低體質」
已經讓中國青少年顯得「外強中乾」，而且高身材的表面現象，
更容易掩蓋體質差的現實。

　　青春期是青少年發育成長的敏感期，這一時期的體質如何
決定了一生的身體狀況。這個時期如果被耽誤了，就永遠都補不
回來。這麼說吧，在學生時代，體質健康尚不足以對學習產生重
大影響，一旦投身工作，一方面隨着年齡的增長，一方面要面對
生活各個環節的壓力，體質的好與壞在那個時候就舉足輕重了。

現在，青少年不能僅僅滿足於沒病，因為年輕人有些小毛病都能挺過來，但沒病不等於很健康。年輕時即使體質再差也未必會生病，但危害卻會在中年時逐漸顯現。所以，家長、社會都應有長遠眼光。

在美、日等國，20世紀80年代也遇到過同樣的問題。隨着生活水平和營養狀況的改善，青少年體質卻下降了。他們的對策是進行全國性的增強體質的規劃。現在我們談得比較多的是從體育的角度，就事論事，比如改善體育設施、要求每天鍛煉一小時等，我認為這些措施不能從根本上解決問題。我們首先要考慮青少年體質下降的主要原因是甚麼，再去有針對性地解決。

我認為，青少年體質下降的最主要原因，是教育的導向問題。我們衡量學生的主要標準是分數，而分數的背後是讀書，是大量的作業和訓練記憶的東西。好像一個學生的其他方面都不重要，只要求他書讀得好，分數拿得高。學生從小到大，他的主要精力和大部分時間都用來讀書。作為上述現象的延伸，由於分數掛帥，造成周圍環境，尤其是家長最關心的是孩子的智力方面，最關心的是孩子在全班考第幾名，分數怎麼樣，有沒有可能讀大學。在這樣的環境下，作為家長很難去認真考慮孩子的身體，覺得沒有病、湊合過得去就行了。但是，「體質」與「健康」是兩回事，把「健康」僅僅定義為沒有病，對青少年是絕對不行的，因為年輕時身體有較大的代償能力，心肺功能下降是不容易被發現的。增進青少年健康最重要的是增強體質，包括肌肉力量、心肺、神經系統這幾個最重要的方面。提高體質才是真正的增進青少年身體健康。這種以分數和考試作為指揮棒的教育體制，永

遠不可能很好地改善學生體質。

青少年體質下降，生活方式的轉變也是一個重要原因。像我們上小學的時候，有自行車騎就很奢侈了，通常是走路；能看看電影已經是很好了，娛樂多是體育活動、唱歌、演話劇等。現在的生活方式有很大的變化，一是運載工具有很大進步，出門去甚麼地方基本上是以車代步；二是電腦、網絡進入生活，有資料表明，電腦、網絡佔了學生業餘時間的 36.2%。活動不足造成學生體質下降。

我以前搞競技運動，它跟體育鍛煉不同。競技運動除了追求身體鍛煉之外，還要講究意志品質、團隊合作、高效率等。我跑 400 米欄，在運動場上，有時候要把成績提高一秒，要進行一年的訓練。跑步過程中的爭分奪秒對我的工作也有啟發，就是不能浪費時間，要提高效率。對於廣大青少年而言，積極參加體育活動尤其是競技體育，是從根本上改善體質的捷徑。競技體育的好處很多，它不僅能鍛煉肌肉能力、心肺功能等，而且更重要的是，通過參加競技運動，能獲得心理素質的昇華。

當務之急並非選擇何種方式來鍛煉，而是先鍛煉起來。只有體質好，青少年學生將來才能做更多的工作，承受更大的壓力。青少年不太容易理解這個，為甚麼？他正在生長，不會感覺到有太多身體上的問題，胖一點、血壓高一點，覺得無所謂，不覺得有甚麼。但等到了中年、老年，就會強烈地感覺到這些問題的重要性。

「少年強則國強。」可以說，改善青少年體質健康狀況，是一項意義在於未來的事業。當前我國兒童青少年超重和肥胖的

迅速增加，以及體質健康不斷下降的趨勢，將注定成為 10 年後青壯年勞動力人口的重大健康隱患。孩子的隱患也是民族未來的隱患，青少年的體質影響着國家的競爭力。慢性病已經開始威脅勞動力人口的健康，我們還能不正視這樣的問題嗎？

## 不同年齡段，選擇不同的運動方式

一般人不大可能一輩子只做同樣一種運動，永遠也不厭倦；另一方面，歲月畢竟無情，上了年紀的人不可能還和年輕時一樣蹦蹦跳跳，承受着年輕時的運動量。

那麼，對希望以運動健身的人，到底應該如何搭配組合，在不同人生階段選擇適合自己年齡的運動方式呢？美國有一位訓練專家最近設計出一套能讓人一生受用的健身計劃，讓注重健康的人從二十幾歲開始，一直到耳順之年，都能找到適合的運動方式。下面是這位訓練專家設計的具體方案，可供大家參考。

二十多歲：可選擇高衝擊的有氧運動、跑步或拳擊等。對這一階段的身體而言，好處是能消耗大量熱量，強化全身肌肉，增進精力、耐力與手眼協調能力。在心理上，這些運動能幫助人解除外在壓力，暫時忘卻日常雜務，獲得成就感。同時，跑步還有激發創意、訓練自律力的優點，而拳擊除了培養信心、克制力與面對衝突的應對能力等外，更適合拿來當作「減壓工具」。

三十多歲：建議選擇攀岩、滑板運動、溜冰或者武術來健身。除了減肥，這些運動能加強肌肉彈性，特別是臀部與腿部；還有助於活力、耐力，能改善人的平衡感、協調感和靈敏度。在

心理上，攀岩能培養禪定般的專注功夫，幫助人建立自信與策略思考力；溜冰令人愉悅、多感，忘卻不快；武術幫助人在衝突中保持冷靜、自強與警覺心，同樣能有效增進專心的程度。

四十多歲：選擇低衝擊的有氧運動、遠足、爬樓梯、網球等。對身體的好處是能增加體力，加強下半身肌肉，特別是雙腿，像爬樓梯這樣的運動既可以出汗健身，又很適合忙碌的城市上班族天天就近練習。網球則是非常合適的全身運動，能增加身體各部位的靈敏度與協調度，讓人保持精力充沛，同時對於關節的壓力也不會像跑步和高衝擊有氧運動那樣來得大。而在心理上，這些運動可以讓人神清氣爽，鬆弛緊張和壓力。以爬樓梯為例，有規律地爬上爬下是控制自己，讓心情恢復穩定的好方法。同樣，打網球除了有社交作用外，還能拋開壓力與雜念，訓練專心、判斷力與時間感。

五十多歲：適合的運動包括游泳、重量訓練、划船，以及打高爾夫球等。游泳能有效地加強全身各部位的肌肉與彈性，而且由於有水的浮力支撐，不像陸上運動那樣吃力，特別適合療養者、孕婦、風濕病患者和年紀較大者。重量訓練能堅實肌肉，強化骨骼密度，提高其他運動能力；而打高爾夫球時如果能自己走路，自己背球袋，加快腳步，則常有穩定心臟功能的效果。心理上，游泳兼具振奮與鎮靜的作用，專心地划水讓人忘卻雜務；重量訓練有助於提高自我形象滿意度，讓壓力與煩躁都隨汗水宣泄而出；團隊一起划船能培養協同能力與團隊精神；打高爾夫球則可讓人更專心、更自律。

六十多歲以上：應該多做散步、交誼舞、瑜伽或水中有氧

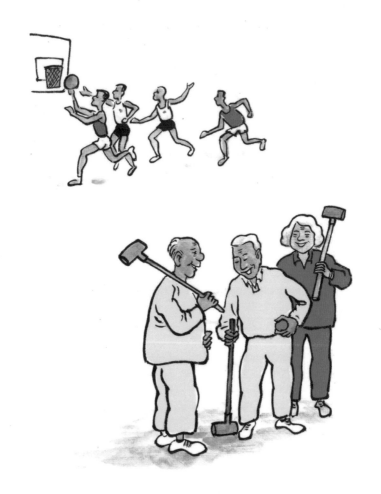

運動。散步能強化雙腿，幫助預防骨質酥鬆與關節緊張；交誼舞
能增進全身的韻律感、協調感和優雅氣質，非常適合不常運動的
人選擇嘗試；瑜伽能使全身更富彈性與平衡感，能預防身體受
傷；水中有氧運動主要增強肌肉力量與身體的彈性，適合肥胖、
孕婦或老弱者健身。這些都不是劇烈的運動，在健身之外，它們
的最大功用是能使人精神抖擻，感覺有趣，並且有社交的作用，

是讓老年人保持年輕心態的好方法。

　　現在很多人說沒有時間鍛煉，我的經驗是，甚麼時候你把體質鍛煉與功能鍛煉看成跟吃飯、工作、睡覺一樣，是生活中不可或缺的重要組成部分，你的精神境界將達到一個新的高度，就會擠出時間進行鍛煉。因為每個人都要吃飯睡覺，無論你有沒有時間，都要吃飯睡覺。運動也要達到這樣的境界，沒有這樣的指導思想就永遠沒有時間。要把運動當成一種自覺的行為。這一點我希望大家能悟出其中的道理，不要等到老了再想，現在就開始考慮。

　　如果一個人注意了心理平衡、合理膳食、戒煙限酒和適當運動這四大健康基石，那麼他就可以使得高血壓病的概率減少 55%，糖尿病的概率減少 50%，腦梗塞的概率減少 75%，腫瘤的概率減少 33%。

　　下面講健康的第五大基石：早防早治。

# 早防早治

人的健康如堤壩保養，當最初發現有滲漏時，只需很少力量便可堵塞漏洞；如果不加理會，待要崩堤時才作補救，則縱使花費更多的人力物力，亦未必能挽回。

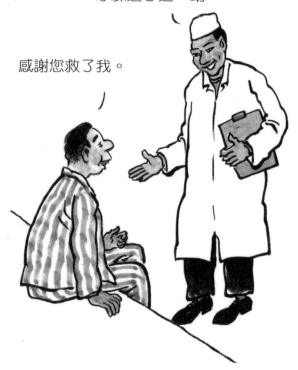

不，是您定期檢查，早防早治，才躲過了這一劫。

感謝您救了我。

## 輕傷要下火線

廣州市知名律師顏湘蓉演講時猝死，廣東省人民醫院腦外科醫生郭育大手術前猝死……其實他們在事發前一段時間都是有點不舒服的，像胸悶、心臟不適等，但都沒當回事，不予重視，最後出了事。類似這樣的例子太多了，而且很多是社會精英人士。「過勞死」這一曾經專屬於日本人的現象，如今已經讓我們司空見慣。

「輕傷不下火線」是國人耳熟能詳的一句勵志口號，「愛拚才會贏」也是許多人信奉的人生信條。這些鏗鏘激昂的口號，多少年來一直激勵着各行各業的人們，為工作不惜流血流汗，有病也硬撐着幹下去，不到最後關頭決不輕言離開，也因此湧現了多少可歌可泣的先進人物和感人事跡。但是另一方面，反思這些事，又有多少優秀的社會精英人士因為長期「輕傷不下火線」而積勞成疾，遺憾地過早離開了我們？皮之不存，毛將焉附？

所以，我主張：不是非常時期，輕傷就要下火線。平時要善待自己，有病及時就醫，保證身體健康，更好地服務人民，雖然我自己常常做不到。但是 SARS 之後，我的身體出了一點問題，所以現在我也注意了。這次事件讓我得出一個教訓：忙於工作的人往往忽視身體的小病小恙，但實際上把治病的時間用來工作是得不償失的。

有這麼一句話：「人的健康如堤壩保養，當最初發現有滲漏時，只需很少力量便可堵塞漏洞；如果不加理會，待要崩堤時才作補救，則縱使花費更多的人力物力，亦未必能挽回。」這句話

值得每一個人認真思考、回味。

　　在中國，排名前十的疾病，像腫瘤、高血壓、糖尿病、冠心病、慢性阻塞性肺疾病等，一般都是先有一些小的指標異常，往往是經過 5 年、10 年，甚至 15 年後才慢慢發展成為心肌梗塞、腦血管意外等致命的問題。像李媛媛，41 歲就死於宮頸癌，其實這種癌症是唯一可以預防的癌症，而且早期發現的治療效果非常好；上海湯臣集團的前老總湯君年，56 歲，死於糖尿病的酮症酸中毒，要知道這是一種只要稍微重視一下治療就不會發生的嚴重的糖尿病併發症，

　　還有高秀敏、傅彪等都是大家比較熟悉的社會精英人士，皆

健康疏忽不得。

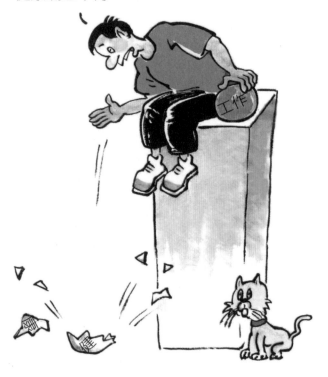

因這樣那樣的疾病導致中年早逝。在這些英年早逝的例子中，很多中青年人以為自己年輕，身體好，而忽視健康，通常身體出現異常狀況的時候都不太重視，不理會，死扛着，到了問題嚴重的時候才去醫院。本來早一點治療就是很小的問題，結果卻往往拖到問題嚴重了，才來看醫生，可是那個時候卻無法挽回了。

我個人認為，健康與工作的不同在於：健康是條單行線，健康就像一顆空心玻璃球，一旦掉到地上就會粉碎，就一切化為烏有；工作如同一個皮球，掉下去後還能再彈起來。生命有限，健康無價，有了健康不等於佔有了一切，但沒有健康就沒有一切。所以，我真心地希望每一個人都要珍惜自己的健康，早防早治，輕傷就要下火線。


## 過度疲勞等於追逐死亡

有調查顯示，我國知識分子過勞死患者逐年增加。據 2002 年國家統計局統計，我國人口平均壽命已提高到 72 歲，然而我國知識分子的平均壽命只有 58 歲，北京市中關村的中年高級知識分子平均死亡年齡為 53 歲，比 10 年前縮短 5 歲。調查還發現，深圳近 10 年間有 3000 名中年知識分子死亡，他們的平均年齡只有 51 歲。無論是深圳、北京、上海、廣州都是如此，越是工作辛苦、越有成就的人群中，英年早逝的現象就越普遍。究其原因，過度疲勞是罪魁禍首。有句話說，「40 歲前用命搏錢，40 歲以後拿錢買命」，就是這個道理。我在醫院常常接觸到這種病人，體會相當深。

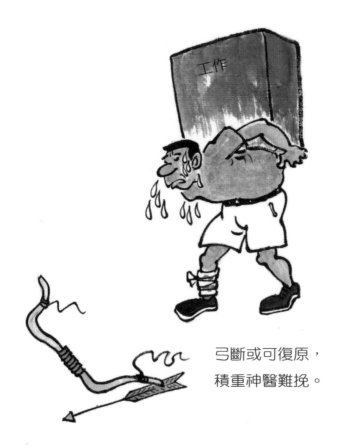

工作

弓斷或可復原，
積重神醫難挽。

　　有一次，中山大學腫瘤醫院院長給我講了一個例子，有一位大企業家，到他們醫院檢查，是一個腫瘤，但發現的時間比較晚了。這位大企業家就說，你需要多少錢，多少億，我都可以出，只要你能請到最好的專家，用最好的技術。這位院長說，我沒有辦法，世界上也沒有辦法，現在醫學還沒發展到這個程度——只要有錢就能治好病。為甚麼會這樣呢？就是因為我們沒有早防

早治，沒有注意。大家也知道，一個人存活的年齡，可以是別人的三倍，但一個人只能活一次。自從有人類以來，到現在為止，能夠活在世界上的是佔極少的一部分，幾十億分之一，因為大部分人都死了。那麼我們這一代，我們是活着的，怎樣才能活得好一點？因為過幾十年以後，我們也都沒了，又是下一代了，永遠是死人多，這個是自然規律。一個人從一出生就像潺潺流水，需要呵護和保養，以後經過山泉就煥發出青春氣息，然後通過滔滔的大江、大河，這就正是發揮才能的時候，最後流入大海，安安靜靜，無聲無息。人的一生就是這樣，永遠是這樣。但是為甚麼有的人就活得很好？

廣州著名的老中醫鄧鐵濤，在他 90 多歲的時候，我還經常跟他合作，研究重症肌無力。他擅長醫治心血管病，雖然他患有冠心病，但他開會的發言激情飽滿。他的養生之道是甚麼呢？「注意養神，調節七情，珍惜精氣，節戒食慾，保護脾胃，飲食有節，重視運動，勿使過度。」我經常跟他交流，他問我做甚麼運動，我說打籃球。他說打籃球衝撞太厲害了，不要打了，做點適合的運動吧。他自創了一套養生秘訣，還自我按摩，練五禽戲、八段錦等。

再舉個例子，大家知道的著名將領呂正操將軍，101 歲時，他回顧自己的前 100 年，說：「我這一輩子，就是打鬼子，管鐵路，打網球三件事。」他的人生格言是：人不在於活多久，而在於多做事。為甚麼他能比別的人長壽？關鍵是懂得生活的節奏，勞逸結合。

巴金說：「美麗的中年，這是成熟的時期，海闊天空，任我

翱翔。」最呵護自己、關愛自己的人也就是你自己，不是醫生，也不是別人。我希望大家能關愛自己，希望大家能夠精力旺盛地活下去，而且到 70、80、90 歲，開開心心的，不要活到 50 歲就已經殘缺不全了，那就很沒意義了。

那麼，為甚麼要提倡早防早治？

## 早防早治是小投入大回報

一般對健康比較重視的人都是年紀比較大的人，如果把時間前移二三十年，在身體好的時候就重視防治，就能以最小的投入取得最大的回報。在臨床上，這些年我們開展健康教育運動，為住院治療的哮喘患者提供自我管理信息，幫助病友學會自我管理技術，結果使哮喘復發率減少了 75%，住院時間減少了 54%，

### 疾病的發展過程簡圖與醫療費用的關係

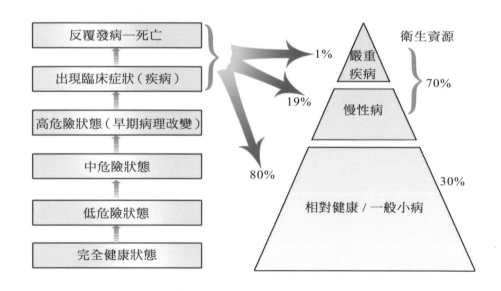

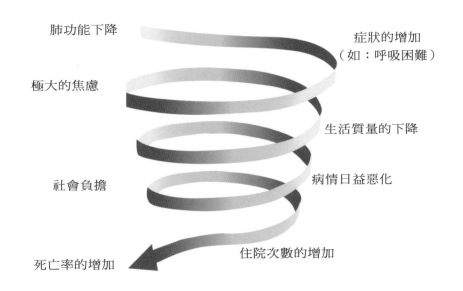

病情惡化對病人的影響圖

肺功能下降

症狀的增加
（如：呼吸困難）

極大的焦慮

生活質量的下降

社會負擔

病情日益惡化

死亡率的增加

住院次數的增加

大大減輕了患者的經濟負擔和心理負擔。

人群中最不健康的 1% 和患慢性病的 19% 共用了 70% 的醫療衛生費用。

最健康的 70% 人口只用了 10% 的醫療衛生費用。

我們不能保證自己永遠健康，每個人都有機會成為最不健康的 1% 或患慢性病的 19%，但自己的健康自己做主，定期檢查，做到早發現、早診斷、早治療，把疾病控制在萌芽期。

發病早期，人感覺不到的疾病有：

1. 高血脂症、脂肪肝

2. 高血壓病

3. 冠心病

4. 糖尿病

下編 健康的五大基石

5. 慢性阻塞性肺病

6. 腫瘤

……

　　我再以慢性阻塞性肺病為例子，談談早防早治的重要性。慢性阻塞性肺疾病（簡稱慢阻肺或 COPD），是一種破壞性的肺部疾病，其症狀為氣流受限、氣短、咳嗽、氣喘並且伴有咳痰，會逐漸削弱患者的呼吸功能。它發病率高，易反覆，病程長，呈進行性，併發症多，治療成本高，預後不良，常死於呼吸衰竭和肺心病。COPD 是目前世界上造成人類死亡的第五大疾病，在我國則居第三位，並在世界範圍內呈進行性上升趨勢。

1965—1998 年間美國的各種疾病死亡率（%）變化圖

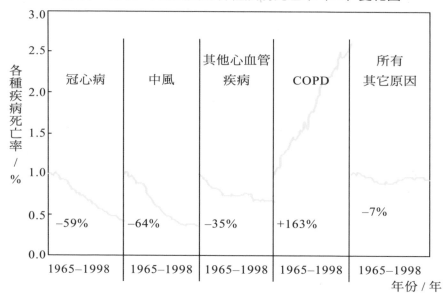

　　2007 年，我們在全國 9 個大城市進行調查的結果顯示，我國 40 歲以上的人群 COPD 患病率達到了 8.2%，其中男性佔

12.4%，女性是 5.1%，這意味着全國大概有 3800 多萬的 COPD 患者。本來，早發現、早治療可減緩 COPD 發病進程，阻止由此引起的肺組織破壞，提高生活質量，降低死亡的危險。但是該病早期症狀並不明顯，且疾病進程比較緩慢，所以通常不為醫生和患者所重視，從而延誤了診斷和治療。我們的調查發現這些患者中大約有一半的人根本沒意識到自己患病，而醫生的診斷率也非常低，不到 40%。

在症狀出現之前，患者的肺功能已開始下降。這是因為人的很多器官具有較強的生理代償能力，有的功能下降了 30% 左右，人的生活也許不會受到太大影響，而一旦到了 40% 或以上，其功能損失就會成倍地增加，很多問題都會暴露出來。所以，有的人會出現這種情況，當發現自己上樓梯氣短、走路呼吸困難

近 6 個月中 COPD 急性發作期的發作天數

（總的觀察人數：752）

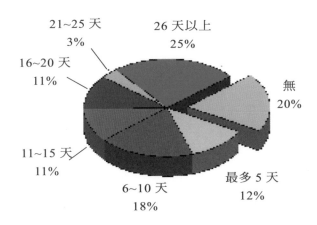

21~25 天
3%

16~20 天
11%

26 天以上
25%

無
20%

11~15 天
11%

6~10 天
18%

最多 5 天
12%

## COPD 病人一年內住院次數

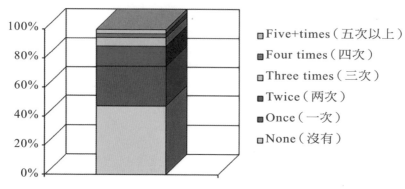

- Five+times（五次以上）
- Four times（四次）
- Three times（三次）
- Twice（兩次）
- Once（一次）
- None（沒有）

Base: 752 patients（觀察病人數：752 名病人）

時，已經是慢阻肺的中晚期，往往錯失了治療最佳時機，疾病反覆發作，只能反覆住院，花費巨大。

參加調查的多家醫院 COPD 急性加重的結果顯示：6 個月中，COPD 患者急性加重的天數在 10 天以上者佔 50%，一年內需要住院一次以上者佔 60% 多。這是多麼大的經濟負擔啊。

所以，我建議慢阻肺疾病的高危人群，包括長期抽煙的人（尤其是 40 歲以上大量吸煙的人），反覆呼吸道感染的人，長期有室內污染如農村地區燒柴火、有煙霧的人，從事的職業有粉塵環境的人，應常規進行慢阻肺疾病的檢查。

## 定期體檢，疾病早發現

很多醫生在臨床中常聽到的一句話就是：「我一直都挺好的，怎麼一下就病得這麼重。」高血壓、糖尿病、冠心病、腫瘤、慢阻肺、腦血管意外等許多慢性病，早期一般都沒甚麼症狀，等

出現典型症狀時往往已是中、晚期，治療難度和費用都會大大增加。定期體檢可以及時發現一些不易覺察的早期疾病，並及早進行干預治療。這樣可大大降低慢性病的發病率、致殘率和死亡率。一些先進國家由於體檢的普及，有效地控制了慢性病的發病率。例如在德國，95% 的人每年都體檢一次，德國人的高血壓發病率減少了 4%，冠心病發病率下降了 16%。

體檢的好處不僅在於降低慢性病的發病率，還能節省可觀的醫療費用。德國經濟學家分析認為，在體檢中每投入 1 歐元，能節省 3 ～ 6 歐元的醫療費。健康教育專家洪昭光指出，對於中國人來說，前期體檢、預防投入 1 元錢，至少可節約八九元的醫療費，相應還可節約 100 元的搶救費。現實中不少市民總覺得體檢需要花一大筆錢，不捨得投入幾百塊錢來了解自身的狀況。復旦大學公共衛生學院完成的一項調研發現，我國城市居民的體檢現狀仍不容樂觀。在 900 名接受調查者中，每年參加體檢的人數不到 50%，男性群體和年輕人的體檢意識更是薄弱。

越是工作忙碌、事業有發展和成就的人，對健康可能更疏忽。據《浙江省百名民營企業家健康狀況調查》數據顯示：48% 的企業家承認在一年內沒做過全面檢查，有 5% 左右的人又過於注重藥物或過於依賴醫生，而忽略了運動、心理等因素的調節作用。更嚴重的是，多數企業家不知道如何減壓，自己承受壓力，從而對身體造成巨大負荷，當病魔襲來的時候，一切都已經晚了。不少男人還有煙酒多、應酬多、運動少等不良生活習慣，屬於疾病的高發人群，更應重視定期體檢。

目前我國體檢人群中，80% 為單位體檢，10% 為招工體檢，

個人自願體檢的比例僅為 10%。建議在全社會大力倡導體檢意識，普及健康體檢知識，讓越來越多的人主動加入到體檢行列，為健康提供超前保障。

## 提倡個性化健康體檢

目前單位體檢仍是我國體檢人群的「主力軍」。然而，單位體檢的檢查項目基本上是人人一樣的。其實，不同年齡、性別、職業的人所需的檢查項目側重點應有所不同。

比如，白領一族常處於高度緊張的精神狀態中，易引起心血管、頸椎、腰椎等方面的疾病。白領的工作環境也對健康潛藏「殺機」，他們長時間待在空調房，要面對佈滿電腦的環境，容易遭受電磁輻射，加上長期伏案工作，久而久之，易引起「電腦綜合徵」、頸椎病、腰椎病等疾病。因此，白領一族的體檢，特別要重視心腦血管、頸椎、腰椎、血液方面的檢查。

中年人較多出現血壓、血脂、血糖偏高以及免疫功能偏低等問題，並且向心腦血管疾病演變的概率極高。因此，40 歲以上的人更要注意高血壓、冠心病、糖尿病、腦梗塞以及某些腫瘤的篩查。對一些特殊人群，要注意定期健康體檢，像抽煙史超過 10 年這樣的高危人群，肺癌的發病率明顯增高，更是要提高警惕。只有擁有健康的身體，人生才有真正的價值。

體檢應提倡個性化。檢查前，最好讓體檢專科醫生對你的過往病史、家族病史、身體現狀等有一個了解，然後再定體檢菜單。這是一個有效體檢的開始。個人的既往病史，尤其是重要疾

病病史，是體檢醫生判定受檢者健康現狀的重要參考依據。

## 定期體檢可防微杜漸，防患於未然

　　疾病的發生、發展和轉歸是一個自然進程，許多疾病剛開始時人們不會太在意它的徵兆，當感覺到問題嚴重了，往往誤了最佳的時間。像人體的動脈硬化這個過程，開始血管是正常的，以後慢慢地，往往由於高血壓等一些因素，造成一些缺口。這個缺口用甚麼來補上呢？膽固醇。膽固醇一補上，就會把血小板聚集起來，形成一個斑塊。時間長了，斑塊越來越多，每年血管都以

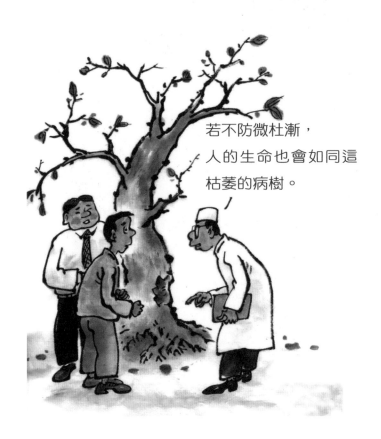

若不防微杜漸，
人的生命也會如同這
枯萎的病樹。

1% ～ 2% 的速度狹窄，假如抽煙，或有高脂血症、高血壓病等，血管狹窄的速度將加快至 3% ～ 4%，最後把血管給堵住了。這就是我們常見的冠心病。其實早期就會有徵兆，比如心前區不舒服等。要是不注意的話，就會出問題，發展至心肌梗死。

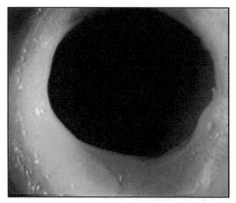

血管堵塞 50% 剖面圖

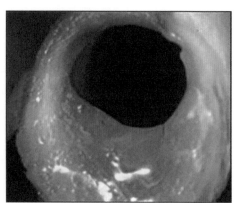

血管堵塞 70% 剖面圖

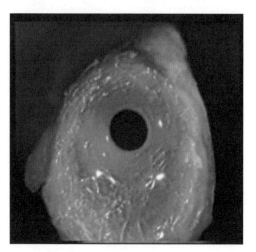

血管堵塞 90% 剖面圖

人體血管剖面圖——不同時期，不同形狀

堵塞 50%，沒有感覺；堵塞 70%，頭暈、手腳麻木；堵塞 90%，隨時可能中風、偏癱。

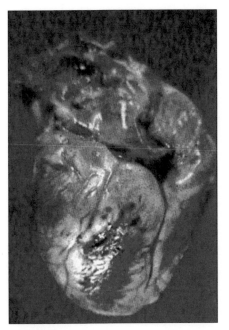

心臟破裂

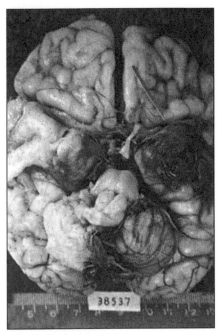

腦血管破裂引起腦出血

腦血管也是這個樣子。開始很通暢，但由於飲食不注意，膽固醇高了，高脂血症了，慢慢地管壁就會附着一些膽固醇斑塊，加上血小板聚集，以後就慢慢窄了。這個時候，可能還沒有症狀。當狹窄到一定程度，結果腦中風了，這個時候治療，難度就大了。

著名演員古月，廣泛心肌梗死；著名小品演員高秀敏，突發心肌梗死。試想一下，如果他們能定期體檢，注重反映出來的信息，做到早期發現、早期預防治療，可能就不會這麼早去世。如果這些優秀的精英們能平均再多活一二十年的話，對國家的貢獻是不是更大呢？

## 癌症發現早，大多能治好

在很多人看來，癌症（惡性腫瘤）和絕症是畫等號的。癌症對人確實是危險敵人，不過並非像一些電影、小說描寫的那樣，橫行無阻，必然導致人們死亡。大量事實說明，癌是「可治之症」。據國內外資料報道，早期癌症的 5 年治癒率（除肝癌外）均在 90% 以上。若早晚期加在一起，10 種主要癌症的 5 年治癒率也達 41%。因此，美國的一位腫瘤研究方面的負責人曾說過：「我們常聽說癌症是美國人最怕的疾病，但令人感到意外的是：它是美國目前最能治癒的慢性病之一。」當然，我們現在並不十分樂觀，因為，如上所說，早期癌症治癒率能達到 90%，而早晚期癌症加在一起只有 40% 左右治癒率，還有 60% 之差。所以，要提高癌症的治癒率，關鍵在於早期發現、早期診斷、早期治療。

美國國家癌症學會負責人埃肯巴克博士表示，生物醫療技術的進步，使檢測手段更有效、治療技術更先進。這使癌症能早發現、早治療，並使癌症死亡率大大降低。

以肺癌為例，由於空氣污染、環境失控、吸煙人群的持續上升等因素，近數十年來，肺癌的發病率一直在持續上升。20年來，我國肺癌死亡率男女性別均有大幅度上升，1973—1992年，我國男性肺癌死亡率增加158% ～ 194%，女性增加122.55%。以上海、北京等大城市為例，肺癌發病率中男性患者一直遙遙領先，穩居第一。女性癌症中，雖然乳腺癌位居第一位，但肺癌已經後來居上，上升到了第二、第三位的地位。在上海地區，肺癌的死亡率不論男女都已佔第一位。2002年，我國新增肺癌病例為269 650人，居當年所有腫瘤新增病例的首位。2002年，我國肺癌死亡人數為340 360人，也居當年所有腫瘤死亡人數的首位。而肺癌的治療效果近10年中沒有顯著的增高，其5年生存率僅為10% ～ 15%，且晚期肺癌的住院費用也非常高。

以1998年38例腺癌和74例鱗癌為例，平均每次每人住院費（藥費、治療費、手術費、檢查費、化驗費、放療費、輸血費和其他費用），I期患者18019.44元，II期患者26186.74元，III期患者22006.40元，IV期患者32534.10元。

研究發現，儘管I期肺癌的5年生存率可以達到80%以上，但很不幸，早期肺癌的診斷太少了，80%的肺癌患者在確診時已屬晚期，早期診斷的比例只佔晚期肺癌病人的5%。所以，早發現、早治療至關重要！

我們研究所與珠海市保健辦合作，對珠海地區的幹部進行

下編 健康的五大基石

了癌症篩查，於 1994 年開始對 460 個高危人群使用低劑量螺旋 CT（這種方法的射線劑量僅僅為正常 CT 的六分之一劑量，對人體基本無影響）進行篩查工作，至 2002 年，共對 4400 人次進行了共 8 年的年度普查，共檢測出肺癌 48 例，其他良性病變 32 例。

肺癌高危人群入選條件：

1．年齡大於 45 ～ 50 歲。

2．吸煙史 10 年以上。

3．家族血統中有腫瘤病史／本人有腫瘤或結核病史。

4．職業或環境污染接觸史。

上述 48 例肺癌患者中腫物小於 1.5 厘米的有 36 例，II 期 8 例，III 期 4 例，檢出率為 1.04%。其中 I 期肺癌在微創根治術後 5 年生存率達 85%。我們知道，肺癌的 5 年生存率很低，一般只有 15%。但是在我們這個研究中，由於對他們進行了普查，早期發現腫瘤，早期治療，肺癌的 5 年生存率大大提高，達 85%，這是一個多麼驚喜的結果呀！

有一位病人，體檢時 CT 發現肺部有一個很小的腫物，經過專家會診，認為應該進行手術，結果取出來的是腺癌。因為是早期，他現在精神還很好，生龍活虎的。假如當初沒有早期發現，再過一年，腫瘤長大了，轉移了，那就沒希望了。事情常常就差這麼一點。

最近的一個大規模多中心的研究更加證實了這一重要性。

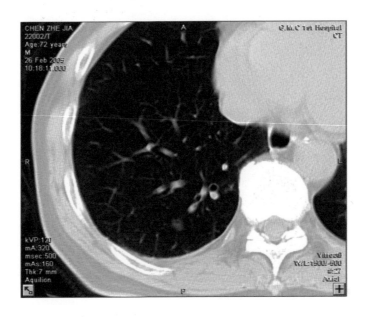

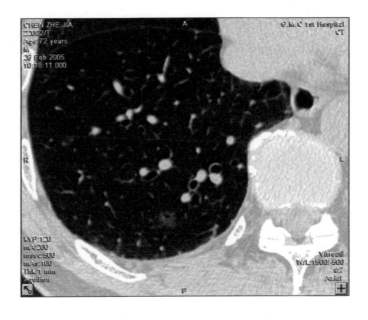

　　7mm 磨玻璃樣結節影，1mm 掃描層厚可以清晰地觀察到結節內的小空洞病灶，手術證實為肺泡癌。

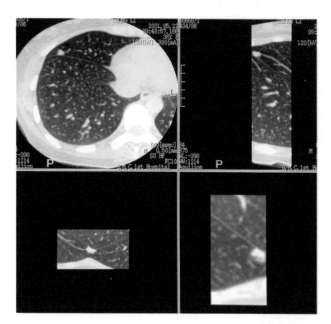
小腺癌，多種層面觀察

該研究篩查了 31 567 個無症狀、有吸煙史，或有職業性暴露史，或曾經吸過二手煙的群眾，然後評估了其中患 I 期肺癌的人群的 10 年生存率。在篩查的總人群中，有 484 人被診斷為肺癌，412 人（85%）是 I 期。這些 I 期肺癌病人的 10 年生存率是 88%。其中 302 人在診斷一個月內做了手術，他們的 10 年生存率是 92%；8 例病人未接受治療，均在診斷後 5 年內死亡。研究者 Horovitz 博士稱：「如果是 I 期肺癌，那 10 年存活率是 88%。發現 I 期肺癌最簡單的方式就是螺旋 CT。如果能早期診斷，你不敢肯定他們能活多久，但肯定能讓他們多活 10 年。但到出現臨床症狀才就醫診斷，就很難做到這些，且 I 期肺癌的手術費用不到晚期肺癌治療費用的一半。」

這項研究結果很快在醫學界引起了強烈的反響。美國癌症協

會的癌篩查主任 Robert Smith 博士說：「這個發現意義重大，它是來自多中心的，這種篩查方式可以成功地應用到其他情況。」紐約市 Lenox Hill 醫院的肺科專家 Len Horovitz 博士說：「這是一項非常重大的發現，如果你能在早期發現肺癌，那基本上可以說你能治療肺癌，這種癌是第一號殺手，但往往診斷出來已太遲了。」

所以，每年做一次體檢，可以早期發現很多問題。比如肺癌、肝癌、胃癌、腸癌、乳腺癌、宮頸癌、乳腺癌、前列腺癌等腫瘤。

肝癌也一樣，小的肝癌，做普通的超聲檢查就可以發現，一旦發現盡快手術，預後就好多了。

前列腺癌也是，研究發現，前列腺癌會使患者體內一種名為前列腺抗原（PSA）的含量升高，通過檢測 PSA 在體內含量的變化，對於檢測前列腺癌的發病有一定幫助，可以提高前列腺癌的早期診斷率。

婦科腫瘤現在很常見，特別是子宮頸癌，宮頸癌在婦癌中發病率佔第一位；全球每年新發病例約有 45 萬左右，其中 80% 發生在發展中國家；全球每年有 2 萬～ 3 萬婦女死於宮頸癌。

我國由於普查普治工作的廣泛開展，子宮頸癌發病率及死亡率已有明顯的下降，20 世紀 70 年代死亡率為 10.28/（10 萬）；90 年代為 3.25/（10 萬），下降了 68.4%。我國發達城市的發病率已達世界最低水平。但近年由於人乳頭狀瘤病毒（HPV）病毒感染率顯著上升，宮頸癌發病有反彈的徵象，並呈年輕化的傾向。

但是大家要記住：宮頸癌雖是婦科最常見的惡性腫瘤，但也是唯一可預防的婦科癌瘤。所以，女性只要到一定年齡，每年定

期做一次很簡單的細胞學檢查和病毒檢測，就能早期發現，早點處理，解決問題。

## 拯救更多的乳房

　　乳腺癌也是一個非常嚴重的問題。美國癌症協會估計：1994 年全美國有 18.2 萬新發乳腺癌病人，約 4.6 萬死於乳腺癌，死因佔婦科癌症第一位。在中國，新發乳腺癌病人也增加得很快，原因也不是很清楚，可能跟生活方式、飲食有關係。廣州市 1994—2003 年對 288 857 例婦女的乳腺疾病監測發現，乳腺增生平均檢出率為 49.3 /（10 萬）；2003 年乳腺癌檢出率達

多虧了這次乳腺癌普查活動。

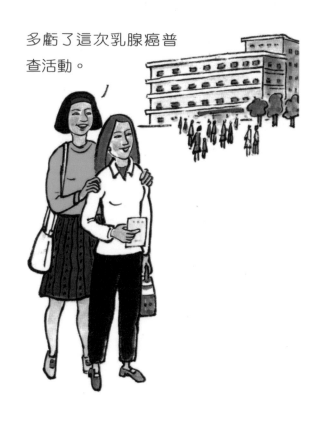

123.7 /（10 萬）；高發年齡是 40 ～ 49 歲。

上海：1972—1974 年，乳腺癌檢出率 18.3/（10 萬 ）；1987—1989 年， 25.1/（10 萬），增加 37.6%。

北京：1990—1991 年，乳腺癌檢出率 25.7/（10 萬），2000 年 35.1 /（10 萬），增加 36.6%。

所以，我很贊成我的朋友徐光偉教授發起的全國百萬婦女乳腺癌普查活動。因為乳腺癌很容易發現和預防，而且發現了以後，現在也不需要用全乳切除術了，就是局部把病灶剔走、拿掉，再做一些處理就解決問題了。這些檢查，特別是年齡大於 40 歲，未孕、未哺乳或有乳腺癌家族史，有多年良性病變的婦女者，都要比較注意。要學會自我檢查，花 15 分鐘，每天自我檢查，對健康進行自我維護。

## 常見癌症的預警信號

我國的很多有關癌症與健康的書籍、雜誌或網站上，有很多癌症早期發現的介紹，下面列舉一些，大家可以參考相關的書籍。

1. 八大警號。

世界衛生組織曾提出下列「八大警號」，作為人們考慮癌症早期徵兆的參考。

（1）可觸及硬結或硬變，例如乳房、皮膚及舌部發現的硬結。

（2）疣（贅瘤）或黑痣有明顯變化。

（3）持續性消化不正常。

（4）持續性嘶啞、乾咳及吞嚥困難。

（5）月經期不正常，大出血、月經期外出血。

（6）鼻、耳、膀胱或腸道不明原因的出血。

（7）不癒的傷口，不消的腫脹。

（8）原因不明的體重減輕。

2. 十大症狀。

中國醫學科學院根據我國的情況，提出下列十大症狀，作為引起人們對腫瘤注意的警號。

（1）身體任何部位，如乳腺、頸部或腹部的腫塊，尤其是逐

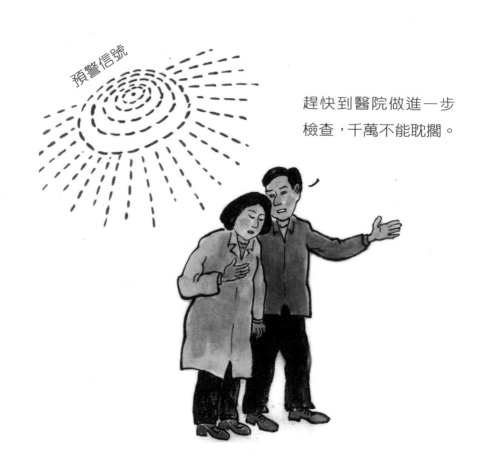

預警信號

趕快到醫院做進一步檢查，千萬不能耽擱。

漸增大的。

（2）身體任何部位，如舌頭、頰黏膜、皮膚等處沒有外傷而發生的潰瘍，特別是經久不癒者。

（3）中年以上的婦女出現不規則陰道流血或分泌物（俗稱白帶增多）。

（4）進食時胸骨後悶脹、灼痛、異物感或進行性加重的吞嚥不順。

（5）久治不癒的乾咳或痰中帶血。

（6）長期消化不良、進行性食慾減退、消瘦，又未找出明確原因者。

（7）大便習慣改變，或有便血。

（8）鼻塞、鼻衄、單側頭痛或伴有復視。

（9）黑痣突然增大或有破潰、出血、原有的毛髮脫落。

（10）無痛性血尿。

除上述八大警號和十大症狀外，還有以下一些徵兆，也要高度警惕。

（1）單側持續加重的頭痛、嘔吐和視覺障礙，特別是原因不明的復視。

（2）耳鳴、聽力下降、回吸性咯痰帶血、頸部腫塊。

（3）原因不明的口腔出血、口咽部不適、異物感或口腔疼痛。

（4）無痛性持續加重的黃疸。

（5）乳頭溢液，特別是血性液體。

（6）男性乳房增生長大。

（7）原因不明的疲乏、貧血和發熱。

（8）原因不明的全身性疼痛、骨關節疼痛。

另外，癌前病變也應視為早期徵兆。如黏膜白斑病、皮膚慢性潰瘍、瘻管、增殖性疤痕（特別是化學藥品燒傷引起的疤痕）、萎縮性胃炎和腸上皮化生、直腸多發性息肉、皮膚角化症（特別是大小魚際處的手掌角化症、乳腺囊性小葉增生病、宮頸糜爛、宮頸息肉等）可發展為癌症。

3. 正確對待早期徵兆。

必須強調指出，無論是八大警號還是十大症狀中的任何一項，都不是癌症所專有的。有了這些項目中的一項甚至幾項，也並不能說明就是患了癌症。例如，有些肺部真菌感染或肺的肉芽腫性疾病，多有咳嗽、咯血症狀，胸片或 CT 也酷似肺癌的表現，但卻不是肺癌；中年婦女常見的子宮內膜增殖症的陰道霉菌感染，亦可導致月經大出血和白帶增多；食管炎和食管憩室也可引起進食時胸骨後悶脹、不適和灼痛等感覺；慢性萎縮性胃炎病人常有消化不良及食慾減退等症狀；潰瘍性結腸炎及腸息肉也可引起便血；鼻息肉和偏頭痛也可引起單側鼻塞及頭痛；在血吸蟲流行區，也可因血吸蟲病而引起乳糜血尿，等等。總之，有上述警號或症狀中的一至幾項，不一定就是患了癌症，不能把這些徵兆看成是確診癌症的依據，不能因為有一至幾個徵兆，就惶恐萬狀，舉家不安。但是，上述的警號和症狀，又確實可能屬於某些癌症的早期徵兆，如果掉以輕心，往往會延誤診斷和治療。

4. 常見癌症的早期徵兆。

（1）肺癌：略（見前述）。

（2）食管癌：吞嚥食物有遲緩、滯留或輕微哽噎感，可自行

消退，但數日後又可出現，反覆發作，並逐漸加重。在吞口水或吃東西時，總感覺胸骨有定位疼痛。平時感覺食管內有異物且與進食無關，持續存在，喝水及吞嚥食物均不能使之消失。

（3）胃癌：突然出現原因不明的消化不良症狀，而且比較頑固，進展快；突出的表現為食慾迅速下降、食後腹部飽脹感及不適感，同時，體重明顯降低。或者，過去沒有胃痛（「心窩痛」）的人，突然出現反覆的胃痛；以前雖有胃痛，但近來疼痛的強度、性質、發作的時間突然改變，且原來治療有效的藥物變得無效或欠佳。

（4）大腸癌：凡 30 歲以上的人出現腹部不適、隱痛、腹脹、大便習慣發生改變，出現便秘、腹瀉或者交替出現，有下墜感，且大便帶血，繼而出現貧血，疲乏無力，腹部摸到腫塊，應考慮大腸癌的可能。其中沿結腸部位呈局限性、間歇性隱痛是結腸癌的第一個報警信號。下墜感明顯伴大便帶血，則是直腸癌的信號（大腸癌包括結腸癌和直腸癌）。

（5）肝癌：早期肝癌無特異性症狀，如有亦多是癌前疾病的一些複雜表現。但是如果慢性肝炎或肝硬化的病人，右上腹或肝區出現刺痛或疼痛加劇，身體不適，食慾減退，進行性消化不良，伴有頑固性腹瀉及體重明顯下降時，應高度警惕。

（6）鼻咽癌：鼻咽癌的早期徵兆有一個共同特點，就是症狀（和體徵）多發生於單側。單側涕血（指擤出）、單側鼻血、單側耳鳴、單側聽力下降、單側頭痛、單側頸淋巴結腫大。

（7）乳腺癌：乳房發生異常性變化，如摸到增厚或包塊、脹感、出現微凹（「酒窩徵」）、皮膚變粗發紅、乳頭變形、回縮或

151

下編　健康的五大基石

有鱗屑等，疼痛或壓痛，非哺乳期婦女突然出現單側乳頭流水（乳樣、血樣、水樣液體）。

（8）宮頸癌：宮頸癌的早期症狀主要有以下幾方面。

①性交、排便、活動後陰道點滴狀出血，血液混在陰道分泌物中。開始出現量少，常自行停止。

②不規則陰道出血，尤其是停經多年又突然陰道出血。

③白帶增多，呈血性或洗肉水樣。

④下腹部及腰部疼痛。

出現上述其中一項以上者都要及時進一步檢查。重點是不規則陰道出血，接觸性出血和白帶過多。

（9）腦腫瘤：主要表現為頭痛和嘔吐。頭痛很特別，往往是在清晨醒來時頭痛最重，起床後可逐漸減輕，以前額、後枕部及兩側明顯。頭痛多伴噴射狀嘔吐，與進食無關，尤其是疼痛劇烈時，而嘔吐後頭痛即減輕。

（10）白血病：發熱、出血、貧血是（急性）白血病的三大早期症狀。體溫為 37.5 ～ 38.5℃，常伴有感染，如皮膚、呼吸道、腸道、口腔、泌尿系統等部位炎症。出血可發生在任何部位，但以皮下、口腔、鼻、牙齦等處常見。出血程度可由淤點、淤斑以至口、鼻腔大出血。貧血是因為紅系造血障礙和出血所致，且演進迅速，病人面色蒼白。此外，可出現淋巴結腫大和骨關節疼痛，有特徵意義的是胸骨輕壓痛。

5. 自我檢查。

除掌握上述癌症的報警信號外，學會自我檢查，更有利於早期發現癌症。

（1）最少每月一次自行觸摸頸部、腋窩、腹股溝等處，檢查是否有腫大的淋巴結（一般認為，小於花生米大小的淋巴結屬於正常），腫大淋巴結質地如何，是否固定，有無壓痛。

（2）長期咳嗽時，應注意咳出的痰中是否有血絲摻雜，注意咳嗽的時間、胸痛的部位、血量的多少、血絲的顏色等。

（3）食慾不振並出現消瘦、上腹痛時，若伴有噁心嘔吐，要注意觀察嘔吐物中是否帶有黑褐色內容，注意觀察大便是否呈柏油樣或帶血，大便的形狀是否有改變。

（4）女性每天或每週觀察白帶是否混有血性分泌物，白帶是否帶有腥臭味。

（5）每天大、小便的習慣有無改變。特別注意大便時有無疼痛感、下墜感及糞便的外形有無改變。小便時觀察射程是否縮短，有無白色分泌物排出，有無血尿，會陰部是否有不適感等。

（6）長期原因不明發熱時，應注意測量體溫，每日 4 次，早、中、晚、夜間各一次，連續三天，並做記錄。必要時查血常規、血沉等。

（7）男性應注意陰莖包皮是否過長，尿道口處是否有潰瘍結節，陰莖冠狀溝是否有易出血的菜花樣腫物。

（8）劇烈活動後出現四肢疼痛且活動受限制時，應注意四肢關節有無腫脹，皮下是否可觸摸到腫物。若四肢長骨部位出現無痛生腫塊，應及時去醫院骨科就診。

（9）隨時注意身體表面各部位的黑痣變化，看看是否在短時間內生長迅速、破潰。

| | |
|---|---|
| **責任編輯** | 許琼英 |
| **書籍設計** | 彭若東 |
| **排　版** | 肖　霞 |
| **印　務** | 馮政光 |

| | |
|---|---|
| **書　　名** | 鍾南山談健康 |
| **叢 書 名** | 生命健康 |
| **作　　者** | 鍾南山 |
| **出　　版** | 香港中和出版有限公司<br>Hong Kong Open Page Publishing Co., Ltd.<br>香港北角英皇道 499 號北角工業大廈 18 樓<br>http://www.hkopenpage.com<br>http://www.facebook.com/hkopenpage<br>http://weibo.com/hkopenpage<br>Email: info@hkopenpage.com |
| **香港發行** | 香港聯合書刊物流有限公司<br>香港新界大埔汀麗路 36 號 3 字樓 |
| **印　　刷** | 美雅印刷製本有限公司<br>香港九龍官塘榮業街 6 號海濱工業大廈 4 字樓 |
| **版　　次** | 2020 年 3 月香港第 1 版第 1 次印刷 |
| **規　　格** | 16 開（170mm×240mm）156 面 |
| **國際書號** | ISBN 978-988-8570-79-9 |

© 2020 Hong Kong Open Page Publishing Co., Ltd.
Published in Hong Kong

本書繁體中文版由廣東教育出版社授權本公司在中國內地以外地區出版發行。